Isabel Calpe Rufat

QI GONG
PRÁCTICA CORPORAL Y PENSAMIENTO CHINO

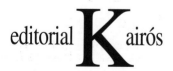

Numancia, 117-121
08029 Barcelona
www.editorialkairos.com

© 2003 by Isabel Calpe Rufat

© de la edición en castellano:
2003 by Editorial Kairós

Primera edición: Septiembre 2003

I.S.B.N.: 84-7245-541-6
Depósito legal: B-36.957/2003

Fotocomposición: Beluga y Mleka, s.c.p. Córcega 267. 08008 Barcelona
Impresión y encuadernación: Indice. Fluvià, 81-87. 08019 Barcelona

A mis padres Miguel y Lolita

Cuánto más profundas son las raíces
más crece el árbol.

PROVERBIO CHINO

AGRADECIMIENTOS

Agradezco a todas las personas que me han ayudado y estimulado durante la escritura de este libro, en particular, a Kar Fung Wu Santaro, que ha dedicado parte de su vida a la enseñanza del Qi Gong. También a la doctora María Jesús Buxó, que ha dirigido mi tesis doctoral sobre la interculturalidad del Qi Gong; a mi amiga Ingrid Grau Serrat, que ha dibujado algunas de las figuras, y a Jacques Pomonti, por su ayuda y la confianza que siempre me ha demostrado. Especialmente a mi hermano y a mis padres que siempre están a mi lado.

SUMARIO

3. EL SER HUMANO, UNA MANIFESTACIÓN DE LOS PRINCIPIOS CÓSMICOS

QI GONG

PRÁCTICA CORPORAL Y PENSAMIENTO CHINO

MI ENCUENTRO CON EL QI GONG

Siempre recordaré la primera vez que vi a un grupo de practicantes de Qi Gong.[1] Un día de otoño caminaba por un sendero de un jardín de París cuando de repente descubrí un centenar de personas que permanecían de pie, silenciosas e inmóviles, entre los árboles. La imagen me sorprendió. Situadas a cierta distancia unas de otras, ensimismadas, algunas cerraban los ojos en actitud de recogimiento. Tan sólo se oía el trino de algunos pájaros matinales.

Me quedé quieta observando. Una mujer china, la maestra Kar Fung Wu Santaro, deambulaba entre las personas, corrigiendo sus posturas mientras discurría sobre el taoísmo,[2] la anatomía, el cristianismo y la física cuántica. Su discurso era complejo y fluido; hablaba de mil cosas a la vez y era difícil captar los múltiples significados y connotaciones. Más tarde descubriría que sus palabras se ordenaban siguiendo una lógica propia y que retornaban una y otra vez a las mismas ideas esenciales, contempladas cada vez de un modo novedoso.

En uno de esos primeros días en los que empecé a practicar Qi Gong, Kar Fung pronunció estas palabras: «Cuando llegué a Occidente me quedé consternada al ver que no poseéis un verdadero equilibrio corporal. No os mantenéis en el eje. Para nosotros, asiáticos, es muy fácil leer el cuerpo. En vuestros cuerpos veo los daños que habéis sufrido desde la infancia. Es muy importante que recuperéis vuestro cuerpo, vuestra memoria. Occidente debe recobrar su Verbo, es un trabajo de conciencia colectiva. No tenéis nada que envidiar a Oriente, el alma occidental es fabulosa».

Kar Fung[3] poseía un lenguaje único y original que era el fruto de sus raíces asiáticas así como del interés que sentía por la cultura occidental, a la que había tenido acceso desde muy joven y que había estudiado con profundidad. Hablaba del qi,[4] de la materia y la energía, de la ley física de la gravedad, de Cristo, Einstein y Lao Zi, y sus palabras remitían siempre al cuerpo, a lo concreto y tangible. Indicaba una vía, un camino de retorno a nosotros mismos, a nuestro cuerpo, el cuerpo que somos y no que tenemos, a nuestro bagaje cultural, nuestra identidad, nuestra memoria. Había hallado una manera de establecer un puente entre su tradición y la nuestra, entre Oriente y Occidente.

En esos primeros días comprendí que el Qi Gong es algo más que un mero ejercicio físico. «El cuerpo es el vehículo de nuestro proyecto de vida –decía–. Si hallamos nuestro cuerpo, hallamos el universo entero.» En los meses y los años siguientes proseguí en la práctica del Qi Gong, iniciándome en los sentires y los caminos sutiles y sorprendentes del qi, ese soplo de vida que anima todo arte corporal y todo arte de vida. Fruto de esa vivencia es este libro que a través de la palabra busca traducir gestos, sentires y decires asociados al aprendizaje del Qi Gong, y a través de la imagen, sugerir dimensiones indecibles de la experiencia corporal.

El Qi Gong, práctica corporal, método curativo y vía de desarrollo humano

De origen milenario, el Qi Gong, 氣功, es una práctica corporal basada en la circulación del qi a través del cuerpo humano. Integrado en la medicina tradicional china[5] por Huang Di, el emperador amarillo, en el siglo -XXVI, el Qi Gong conjuga el ejercicio de posturas, gestos y respiraciones destinados a hacer circular el qi a fin de preservar la salud, curar las enfermedades y prolongar la vida. Practicado tradicionalmente por las familias letradas, los sabios taoístas, los confucianos y los monjes budistas, es un arte corporal, un método profiláctico y curativo y una vía interior profundamente arraigada en la cultura china. La noción de *qi*, 氣 , se pierde en los orígenes de la civilización china. Una de sus primeras constancias escritas se halla en el *Yi Jing*,[6] el *Libro de las mutaciones*, conocido popularmente como *I Ching*, obra fundamental de la cosmología china. Según ésta, el *qi* es el principio universal que sustenta la existencia, lo que da forma y sustancia a todas las cosas y seres del universo. Todos los fenómenos, desde la creación de las galaxias hasta los intercambios celulares, se basan en la circulación del *qi*, la esencia de la vida. El universo, la naturaleza y el ser humano están hechos de *qi*. El *qi* es la invisible palpitación de todo lo que vive, desde lo infinitamente grande a lo infinitamente pequeño; es el invisible tejedor que opera todos los cambios, transformaciones y mutaciones del universo. «El hombre nace de una condensación de *qi*. Es el *qi* que al condensarse crea la vida y es el mismo *qi* el que al dispersarse produce la muerte», decía el taoísta Zhuang Zi (Tchuang Tsé).[7] Movimiento de vida que ordena todos los procesos cósmicos, naturales y humanos, es algo muy próximo a lo que los griegos denominaron *pneuma*; los latinos, *anima;* y los hindúes, *prana*.

La cultura china es integradora. Toda realidad no es más que la manifestación del *qi,* y en virtud de ello todo está relacionado y constituye una unidad. El ser humano es parte integrante de la naturaleza y el universo; es una de las múltiples formas transitorias del *qi*. A través del Qi Gong, y mediante la acción del *qi*, se opera en él una mutación. La verdadera finalidad del Qi Gong no es sólo modificar las energías internas sino ampliar la conciencia. La práctica es una vía para estar en armonía con la naturaleza, un camino para desarrollar las cualidades humanas y transformarse interiormente. Es la búsqueda de lo verdadero, un retorno hacia la unidad primordial.

Basado en una observación minuciosa de las leyes de la naturaleza, el Qi Gong se halla en estrecha correspondencia con la visión cosmológica taoísta, el pensamiento budista y la concepción china

del cuerpo humano. El término Qi Gong es un neologismo del siglo
XX inventado por un médico chino, Liu Gui Zhen, que en los años
cincuenta trabajó a partir de viejos textos y designó con este nombre diferentes prácticas creadas por los chinos a lo largo de la historia para cultivar la energía. Estas prácticas comprendían los ejercicios corporales de *dao yin* (guiar y conducir la energía), los
ejercicios respiratorios *tu na* (escupir y tragar), las técnicas que integran el arte del *yang shen* (alimentar el principio vital), la meditación silenciosa del *zuo chan* (*zazen*),[8] la práctica del *lian dan* (cultivo del cinabrio) y la respiración del *tai xi* (palpitación
embrionaria), entre otras.

El Qi Gong ha llegado a Occidente a través de algunos de los
maestros que huyeron de la Revolución Cultural. Su expansión
creciente se explica por la búsqueda de nuevos valores que atañen
al cuerpo, la persona, la vida, y también por el auge que desde los
años sesenta en Estados Unidos y setenta en Europa tienen las llamadas medicinas paralelas que canalizan una visión integral de la
salud al mismo tiempo que restituyen a la persona el papel pre-
ponderante en el proceso de curación. Arte de vivir que se inspira
en la tradición taoísta y el Chan,[9] el Qi Gong es un camino hacia
la experiencia de la unidad esencial de todo lo existente.

UNA MAESTRA CHINA EN OCCIDENTE

Kar Fung Wu Santaro llegó a París el año 1972 para colaborar en
un proyecto de investigación sobre la medicina china que consistía
en la aplicación de la acupuntura en las primeras experiencias de
parto sin dolor en Europa. Se quedó muy sorprendida al ver los cuerpos de los europeos. Le parecían poco verticalizados y centrados.
Empezó a enseñar las artes corporales chinas convencida de que podían ser un medio eficaz para recuperar el equilibrio corporal.

En sus inicios, hace treinta años, Kar Fung Wu Santaro enseña-
ba las disciplinas corporales chinas tal y como le habían sido transmitidas. Sin embargo pronto se dio cuenta de que debía crear una

nueva pedagogía adaptada a un país europeo: «No os puedo enseñar de la misma forma que a los chinos. Vuestros cuerpos no están verticalizados», afirmó en una ocasión. Decidió entonces emprender un estudio sobre las razones de la «falta de conciencia del cuerpo en Occidente». Estudió el arte occidental, visitó monasterios de diferentes órdenes religiosas «ofreciendo una sesión de acupuntura a cambio de un buen versículo». Observó la liturgia y los ritmos de la vida monástica, y recorrió pueblos y aldeas para entrar en contacto con los saberes tradicionales. Durante esos años de búsqueda e investigación, Kar Fung Wu Santaro forjó su conocimiento sobre la cultura occidental. Se dio cuenta de que el proceso de industrialización había conllevado la pérdida de saberes y ritos tradicionales: por ejemplo, los gestos de las comadronas que ajustaban el cuerpo del recién nacido tras el parto o la tradición de las corales que ayudaban al púber a reajustar la voz y, por consiguiente, todo el sistema energético corporal. Entendió que todo un saber tradicional sobre el cuerpo había caído en el olvido.

A lo largo de los años, fue modificando su pedagogía en función de las necesidades de los practicantes, y adaptó la enseñanza tradicional de Qi Gong a lo que ella denomina el «cuerpo desajustado» de los occidentales, definido por una falta de asiento y de estabilidad física así como por un diafragma en contracción y una disminución de la capacidad respiratoria. A los ejercicios tradicionales chinos, añade, por ejemplo, gestos más amplios a fin de abrir el diafragma, ese jefe de orquesta de la circulación del *qi* interior. Los ejercicios se dirigen a reconstruir todo el edificio corporal, a reajustar el esqueleto y activar la columna de *qi* central, que según la medicina china atraviesa el cuerpo humano. Se trata de recuperar una verdadera autonomía corporal.

Kar Fung integra en sus enseñanzas el Qi Gong, el Tai Ji Quan y el Ba Gua Zhang[10] así como el estudio de los textos budistas de la tradición Mahayanista.[11] Si las tres artes corporales son complementarias, el Qi Gong es la disciplina base pues actúa sobre el ajustamiento del cuerpo físico y energético, imprescindible para abordar los movimientos rotatorios del Ba Gua Zhang o los estiramientos antagonistas del Tai Ji Quan. Una máxima tradicional, muy ilustrativa a este respecto, dice que «practicar el Tai Ji Quan sin el enraizamiento postural es como construir una casa sin los fundamentos». El enraizamiento postural, objeto del Qi Gong, permite ajustar y abrir el cuerpo a la circulación del *qi* y por ello es la base de todas las artes energéticas y marciales chinas.

LA RELACIÓN CUERPO, MENTE Y ESPÍRITU

La concepción occidental del cuerpo es hereditaria de la visión mecanicista del universo que establece una neta distinción entre la materia y el espíritu. Esta división fundamental ha llevado al hombre occidental a pensar en la materia como algo inerte. La barrera establecida por Descartes entre la *res cogitans* –la mente– y la *res extensa* –la materia– nos ha llevado a identificarnos con la razón, el pensar, y no con la materia que habitamos, nuestro cuerpo.

A través del ejercicio radical de la duda metódica, Descartes proponía un método de conocimiento objetivo de la realidad, independiente de consideraciones religiosas y morales. En el pensamiento cartesiano, la mente y el cuerpo se excluyen mutuamente: la mente posee una capacidad pensante pero no tiene una extensión física; inversamente, el cuerpo tiene una extensión física pero no posee una capacidad pensante. Según este postulado, que ha sentado la base del desarrollo de las ciencias modernas, la única fuente de conocimiento posible es la mente. Aunque, curiosamente, el propio Descartes creía que había un punto de intersección entre el cuerpo y la mente –que entendía también como el alma– con una localización bien precisa: la glándula pineal. No fue más allá en la elaboración filosófica de esta interrelación que hubiera podido contradecir su postulado de base.

Disciplinas modernas como la antropología abordan el estudio del cuerpo desde nuevas perspectivas que se alejan del cartesianismo. Se habla de "cuerpo pensante", "cuerpo consciente" o bien de "pensamientos corporales" o "pensamientos encarnados", conceptos que intentan trascender la dicotomía cuerpo-mente o cuerpo-alma y que apuntan a la idea de una inteligencia corporal. Una de las obras que más influencia ha tenido en el desarrollo de estas nociones es la fenomenología de la percepción desarrollada por el filósofo Maurice Merleau-Ponty.[12] Este autor señala la propiedad esencialmente carnal de la existencia del ser en el mundo; ésta es posible gracias a una serie de capacidades, técnicas y conocimientos que se integran a través del cuerpo. La percepción está inextricablemente unida a nuestra condición corporal: los objetos existen como un resultado de ésta. El cuerpo no es mera materia inerte sino un agente activo de significados, un sujeto de la práctica cultural. Merleau-Ponty es uno de los autores que más ha contribuido a superar el cartesianismo, no sólo afirmando la interrelación cuerpo-mente sino la interrelación cuerpo-alma.

La tradición china ha establecido desde la antigüedad la correspondencia entre el cuerpo, la mente y el espíritu. Más que interesarse por la especulación filosófica, el pensamiento chino establece relaciones y puentes entre las cosas. La visión china del cosmos es unitaria; todo guarda relación entre sí. Así, la materia no designa una realidad excluyente que se opone a la mente o al espíritu, es un aspecto de esos *qi* que circulan incesantemente a través del cosmos, creando la variedad de los seres y las formas. Habitada y animada por los soplos de vida, la materia es densidad, forma, pero contiene virtualmente su opuesto, lo no material, lo leve, sutil e invisible. La materia, como los cien mil seres de la cosmología taoísta,[13] está sometida al cambio, a la transformación y la mutación. Es un estado de transición, un devenir en el movimiento de retorno hacia la Unidad primordial del origen.

El cuerpo, la mente y el espíritu son manifestaciones diferentes del *qi*, el principio universal. El cuerpo es *qi* en estado denso y compacto mientras que el espíritu, *shen*, 神 , es una expresión sutil del *qi*. Justamente, la tarea humana para entrar en armonía con el *Dao* (Tao), 道, consiste en refinar la esencia corporal del *qi*, llamada *jing*, 精, para extraer de ella su quintaesencia, el *shen*, espíritu o conciencia divina. Así, el cuerpo y el espíritu no son dos realidades separadas sino que se hallan vinculadas por el *qi*, principio unificador de la vida. Si la noción del cuerpo trasciende la idea de mera materia, la palabra que en la lengua moderna designa la noción de espíritu, *jingshen*, connota a la vez un aspecto concreto y un aspecto sutil del *qi*, mostrando así que en la visión china espíritu y materia no son disociables.

A lo largo de la historia, los chinos han ideado sistemas de conocimientos, ciencias y procedimientos destinados a trabajar tanto sobre el cuerpo como sobre la mente y el espíritu. Si el estado del organismo físico ejerce una influencia sobre la mente y las emociones, de igual modo a través de la mente es posible modificar el estado corporal. De hecho las prácticas más avanzadas están destinadas no sólo a curar o fortalecer el cuerpo sino a afinarlo y espiritualizarlo. La sublimación de la materia física puede lograrse a través de diferentes técnicas corporales, respiratorias, meditativas o sexuales, que se designan con el término *qigong* (en su acepción genérica significa trabajo sobre el *qi*).

En China, ejercitar el cuerpo ha sido siempre sinónimo de desarrollar el equilibrio físico, mental y espiritual de la persona. El cuerpo ha sido considerado como un instrumento de conocimiento y transformación interior destinado a perfeccionar la naturaleza humana. Es significativo a este respecto que Zhuang Zi denomine al talón –uno de los elementos claves del trabajo de Qi Gong– la "plataforma del ser", *zhong*. Cultivar la energía es cultivar las cualidades que forman nuestra humanidad. Trabajar el cuerpo es desarrollar el espíritu, abrirse a la conciencia del *qi* vital.

La memoria corporal
El cuerpo como entidad pensante o inteligente es uno de los supuestos del Qi Gong. El cuerpo es portador de ritmos, posturas, ejes o vibraciones que la educación y la cultura inscriben en él. Justamente, la práctica corporal se orienta a liberar aspectos de esa memoria cultural que a veces pueden ser restrictivos y a corregir los usos corporales básicos como son las maneras de andar, permanecer de pie o sentarse.

La genética moderna ha puesto en evidencia que el ser humano es portador de una memoria inscrita en la larga espiral del ADN. En ella se hallan contenidas las huellas bioquímicas de la evolución humana. Asimismo, el cuerpo es capaz de registrar y codificar con su propio lenguaje el aprendizaje cultural y la experiencia vital. Aunque hayamos olvidado episodios de nuestra vida, éstos permanecen gravados, se conservan bajo el secreto lenguaje del cuerpo.

A través del Qi Gong se puede tomar conciencia de esa memoria corporal entendida como el conjunto de contenidos inscritos en el cuerpo, procedentes de los hábitos culturales, la educación o la trayectoria vital, e incluso de memorias más profundas que conciernen a la vida embrionaria.

Sin embargo, los atributos de la memoria no acaban ahí, trascienden lo individual y abarcan lo universal. De acuerdo con los principios taoístas, el cuerpo es la expresión de la memoria del *qi* invisible que se halla en el origen cósmico, memoria del vacío primordial; es la manifestación de esos *qi* invisibles que generan la vida desde la concepción y que unen al ser humano a las fuerzas del universo. Así, la memoria corporal trasciende lo personal, apela a esa sustancia de vida que según el pensamiento chino es la esencia de todas las cosas.

El Qi Gong bebe en las fuentes del budismo cuyas enseñanzas afirman que la verdadera identidad se sitúa más allá del ego o la personalidad. La identidad se relaciona con la pura conciencia, allende de toda imagen o pensamiento. No tiene nombre ni atributo. El cuerpo material, los sentimientos, las percepciones, las formaciones mentales y actos de conciencia son puros fenómenos, *skandha*, que crean la ilusión de un yo, encadenando el ser a la rueda sin fin de los renacimientos, el *samsâra*. Renunciar al deseo que ata a la existencia, percibir la vacuidad de todo fenómeno, liberarse de esas memorias que crean la ilusión de una individualidad, he ahí el fin último del Qi Gong como vía de realización. Trascender la materia para transformarse en transparencia, en conciencia, en *qi*.

1. HISTORIA DEL QI GONG

ARQUEOLOGÍA Y ORÍGENES MÍTICOS

Los orígenes del Qi Gong se pierden en el pasado milenario de la civilización china. El descubrimiento arqueológico del cementerio de Yin Shiu en el que se hallaron unas sondas de piedra que probablemente eran utilizadas como agujas de acupuntura, *bian shi*,[1] invita a pensar que desde fines de la dinastía Shang (siglos -XVIII/-XVI) existían técnicas para regular la circulación del *qi* a través del cuerpo humano. Es de suponer que junto a la acupuntura se practicaban ya en esa época técnicas respiratorias y corporales que por su propia naturaleza no han dejado huella. Entre los restos materiales más antiguos que dan constancia de la existencia de prácticas corporales existe un rollo de seda fechado hacia el -200, hallado en una tumba de la dinastía Han en un lugar denominado Ma Wang Dui, situado en la provincia de Hu Nan en el sur de China. En él se hallan pintadas en color cuarenta y cuatro figuras que ilustran posturas diferentes que servían para hacer circular el *qi* (véase ilustración 31).

La práctica del Qi Gong se remonta al mítico emperador Huang Di (siglo -XXVI), ancestro fundador de la civilización china a quien se atribuye la invención de la escritura, la arquitectura, los instrumentos de música, el carro, la navegación, el cultivo de gusanos de seda y la medicina. Huang Di habría organizado la práctica médica englobando en ella los ejercicios de Qi Gong. En el *Huang Di Nei Jing*,[2] el llamado *Clásico de medicina interna del Emperador Amarillo*, se citan diferentes técnicas respiratorias como el Tu Na o el Dao Yin, antiguos términos de Qi Gong.[3] Estas técnicas permitían eliminar los *qi* viejos y usados, *xie qi*, que pueden perturbar, dañar y enfermar el organismo y sustituirlos por los *qi* nuevos, *zheng qi*, garantizando así la salud. El *Huang Di Nei Jing* las describe como un método profiláctico y terapéutico que permite la mejora de la circulación del *qi* y de la sangre, el fortalecimiento del esqueleto y el organismo, la disipación del cansancio y el mal humor y la prolongación de la vida. Se integran en un conjunto de reglas de higiene que incluyen la alimentación, la sexualidad y el reposo, y cuya finalidad era preservar la salud y vivir en armonía con los ciclos de la naturaleza.

Desde la antigüedad los chinos establecieron una relación entre la circulación del *qi* y la salud. Pensaban que preservando y cultivando el *qi* se podía mejorar la salud y lograr la longevidad. Inventaron prácticas de tipo respiratorio, alimentario, sexuales, mentales y posturales destinadas a hacer circular, armonizar y fortificar el *qi*. Estas técnicas se integraron más tarde en el llamado "arte de alimentar el principio vital", *yang sheng*, según la expresión de Zhuang Zi (siglos -IV/-III). Este arte se comparaba al de gobernar. A este respecto es ilustrativa la historia de Yu el Grande (tercer milenio antes de Cristo), uno de los primeros emperadores de China, de quién se dice que «curó las grandes aguas», es decir las inundaciones, no estableciendo presas como su padre, quien fracasó en el intento, sino abriendo las aguas a los cursos naturales de acuerdo con las líneas de la geografía terrestre. De igual modo, los chinos se basaron en el principio de que el *qi* debía circular libremente a través de los canales energéticos que surcan el cuerpo humano. Se ayudaban de los ejercicios corporales, de la respiración e inclusive del pensamiento para guiar el *qi* hacia los diferentes órganos, a fin de fortificarlos o curarlos si era necesario.

DAO YIN, DANZA Y CHAMANISMO

Es probable que el origen del Qi Gong esté relacionado con prácticas chamánicas muy antiguas en las que el cuerpo es el inter-

mediario necesario para entrar en contacto con el universo invisible
y así poder intervenir eficazmente en el mundo natural, ya sea para
hacer venir la lluvia o para regular los cursos de agua, propiciar la
fecundidad, curar las enfermedades o ritualizar la muerte.
De la importancia del chamanismo en la historia cultural de
China, el taoísmo, corriente que hereda todo ese fondo antiguo de
ritos y creencias, ha dado constancia. En el *Zhuang Zi*, uno de los
textos claves del taoísmo, se hallan ilustrados el tema del vuelo
chamánico o viaje extático, así como el hombre cósmico que se ali-
menta del rocío, camina sobre el fuego y cabalga al viento. Sabe-
mos que el emperador Yu el Grande, en ocasión de las inundaciones, ejecutó la danza del oso para canalizar las aguas (véase
ilustración 32). Asimismo, Lü Buwei, ministro de los Qin (siglo -III),
menciona la existencia de danzas destinadas a regular los *qi* de la
naturaleza: «Antiguamente, bajo el reinado de Tao Tang, el *yin* era
abundante. Había estancamiento, las canalizaciones de agua estaban obstruidas, el agua fluía mal. Por esta razón el *qi* de los indi-
viduos no circulaba bien, los tendones y los huesos se contraían y
se estiraban con dificultad. Se crearon danzas para conducir el *qi*
y ayudarlo a propagarse armoniosamente».[4]
Muy pronto en la cultura china, la danza aparece como un mecanismo eficaz para organizar el mundo humano y natural. El cha-
mán, que en los orígenes históricos se confunde con la figura divi-
nizada del emperador, ejecuta los movimientos de la danza para
caer en éxtasis y así entrar en contacto con las regiones celestes o
sobrenaturales. Puede entonces encaminar su acción hacia la existencia terrena, haciendo que los *qi* circulen de nuevo y ordenando
el mundo. Mediante los movimientos de la danza se armonizan y
equilibran el *yin* y el *yang* –las inundaciones son causadas por un
exceso de *yin*, la sequía por un exceso de *yang*–. De un modo parecido, a través de los ejercicios respiratorios y posturales del Dao
Yin –el antiguo Qi Gong–, el ejecutante entra en relación con los
qi del Cielo y la Tierra, y los hace circular armoniosamente a través de su cuerpo.
La civilización china nació en las llanuras que bordean el río

amarillo, una región propensa a las inundaciones, con elevados índices de humedad que sin duda causaban problemas de salud. De ahí que se inventaran danzas que con el tiempo habrían dado lugar al Dao Yin. Al igual que la danza chamánica, el Dao Yin se basa en la imitación de gestos, movimientos y actitudes de animales. Zhuang Zi lo describe así: «Espirar e inspirar soplando fuerte y soplando poco; escupir el aire usado y absorber el aire fresco, suspenderse como un oso o estirarse como un pájaro, todas estas cosas se dirigen a obtener la longevidad. Así hace el que se esfuerza en guiar y conducir el *qi* (*dao yin*), el hombre que quiere alimentar su cuerpo (gracias a la acción del *qi*) o el que espera vivir viejo como Peng Zu».[5] El Dao Yin se basa en el principio de que la práctica regular de los movimientos hace fluir el *qi*, evitando la aparición de las enfermedades. Se trata de expulsar del cuerpo los *qi* estancados, patógenos o malignos. Para ello, hay que atraerlos, guiarlos y hacerlos salir. De ahí, que esos ejercicios reciban el nombre de *dao yin* ("conducir y atraer").

Una de las figuras que contribuyó a la evolución del Dao Yin fue un célebre médico de la dinastía de los Han orientales (25/220) llamado Hua Tuo. Se retiró a la montaña para observar de cerca a los animales. Inventó "el juego de los cinco animales", ejercicios destinados a reforzar los órganos internos que imitan al tigre, el ciervo, el mono, la grulla y el oso. El principio era hacer mover el *qi* para que no se estancase. Hua Tuo lo enunció con estas palabras: «El agua que fluye no se estanca, el gozne de madera de la puerta que se utiliza con frecuencia no es comido por los gusanos».

El sentido global del Dao Yin, y por ende del Qi Gong, no puede desvincularse del pensamiento cosmológico chino. Más allá de la regulación y estimulación del *qi*, de la prevención o curación de enfermedades, estas prácticas corporales se dirigen a poner el hombre, *ren*, en relación con la naturaleza y el universo. Uno de sus principios fundamentales es la búsqueda de ese eje vertical que une el hombre a las esferas del Cielo y la Tierra. La postura vertical es un auténtico *axis mundi;* el cuerpo humano es un instrumento de ascensión, de unificación con el cosmos: «Endereza tu cuerpo y unifica tu mirada. La armonía celeste vendrá»,[6] enseña el maestro Bi Yi a su discípulo Nie Qi, en uno de los capítulos del *Zhuang Zi*. Y antes de que Bi Yi haya finalizado sus palabras, Nie Qi se ha quedado profundamente dormido. Su alma ha abandonado su cuerpo y vaga por las estrellas.

EL PENSAMIENTO Y LA PRÁCTICA TAOÍSTAS

El Qi Gong integra un conjunto de prácticas que los sabios y los médicos taoístas desarrollaron y practicaron persiguiendo diferentes objetivos, ya fuera el aumento de la vitalidad, el mantenimiento y cultivo de la salud, la búsqueda de la longevidad o la inmortalidad. Los primeros taoístas utilizaron técnicas de regulación de la respiración para relajar el cuerpo y la mente. Consideraban que la causa de numerosas enfermedades se hallaba en un desequilibrio mental o emocional y crearon técnicas corporales que les ayudaban no sólo a regular la circulación del *qi* sino también a conservar un estado de serenidad. Tras la dinastía de los Han (-206/220) inventaron métodos destinados a fortalecer y acrecentar la irrigación de *qi* con el fin de adquirir la longevidad. Creían que morir a los ciento veinte años era morir joven.

El taoísmo aportó un marco filosófico a estas técnicas, elaborando una visión del universo y de la vida humana. Preconizaba el retorno a la simplicidad y la espontaneidad, el arte de vivir en armonía con la naturaleza, el saber sentirse uno con toda la existencia. Los taoístas buscaban lo esencial. El Qi Gong era para ellos un modo de fortalecer el cuerpo, mejorar el carácter y depurar el espíritu. Se cuenta que, en una ocasión en que Lao Zi (Lao Tsé) permanecía de pie al borde de un acantilado, uno de sus discípulos le preguntó qué hacía. Tranquilo e inmóvil, Lao Zi se mantenía quieto sin hacer nada aparentemente. Su cuerpo estaba distendido y su espíritu en calma. En esa actitud de silencio interior, podía percibir el imperceptible movimiento de todas las cosas, la sutil corriente del Dao.

Lao Zi fue un gran maestro de Qi Gong. Según las *Memorias históricas de Sima Qian,* vivió entre los siglos -VI/-V. Originario del país de Chu, fue astrónomo y archivista en la corte imperial de Zhu. De acuerdo con la leyenda, conoció a Confucio, quien lo comparó con el dragón que se eleva hacia el cielo, cabalgando las nubes y el viento. Ante la decadencia de los Zhu, Lao Zi se fue hacia el Oeste. «Al cruzar un paso fronterizo, fue detenido por un guardián, quien, advirtiendo la luz sobrenatural que emanaba de él, comprendió que se trataba de un gran sabio, por lo que le pidió que le transmitiera su enseñanza. Es así como tomó forma el *Dao De Jing,* llamado *El libro del camino y la virtud,* en cinco mil palabras».[7] Lo cierto es que no se sabe si Lao Zi realmente existió. Su verdadero nombre habría sido Er Li. *Er* quiere decir "orejas largas", signo de sabiduría en la cultura china; *li* significa "ciruelo", nombre que según la leyenda le habría sido atribuido debido a su nacimiento milagroso bajo ese árbol. En cuanto al nombre por el que se le conoce, Lao Zi, significa "viejo maestro" (*Lao* significa "anciano"; y *zi* significa "maestro" y también "niño" o "bebé").

El *Dao De Jing,* que la tradición nombra asimismo el *Lao Zi,* fue probablemente escrito a finales del siglo IV y principios del siglo III en el periodo de los Zhang Guo, los llamados "Reinos Combatientes" (siglos -V/-III), una época de fuertes convulsiones y luchas sanguinarias por el poder, que precedió a la unificación del primer imperio chino. La obra reúne un conjunto de poemas en verso en los que abunda el uso de aforismos, metáforas y paradojas. En ella se expresa una visión del universo que gira entorno a la noción taoísta del *Dao,* el concepto de Vacío, el principio de la acción espontánea, *wu wei,* y el retorno a la Unidad primordial. La naturaleza de los ideogramas chinos, que representan conceptos a partir de imágenes sujetas a múltiples lecturas, así como la complejidad del texto han propiciado interpretaciones diversas, ya sean filosóficas, políticas o cosmológicas. Existen comentarios célebres como el *Heshang Gong* (probablemente del siglo II), el *Xiang'er* (finales del siglo II), o el *Jie Jie* (escrito como época más tardía a principios del siglo IV), que lo han interpretado a la luz de prácticas corporales de longevidad. El propio título cobraría así un sentido específico: *Dao*,[8] 道, es el camino, la vía y también la línea de la gravitación que da verticalidad al cuerpo humano. *De*,[9] 德, es la virtud o poder espiritual del ser humano que es uno con el *Dao*; en un sentido más restringido designa la nobleza o rectitud de corazón. *Jing*, 經, son los canales energéticos que como una red de pescador recorren el cuerpo humano conduciendo el *qi* hacia los diferentes órganos. Arte corporal asociado a la circulación energética, el Qi Gong practicado por los taoístas era una vía de perfeccionamiento humano. La abertura y activación de los canales energéticos, *(jing)*, requería el desarrollo de la cualidad espiritual humana *(de)*, a fin de armonizarse con el movimiento natural del universo, el *Dao*. Se trataba de un largo proceso de refinamiento de la materia corporal para obtener la elevación del espíritu. Entonces, el poder del *Dao* podía manifestarse. El trabajo corporal se inscribía en la búsqueda de la armonía y el retorno a la Unidad primordial, de la cual todas las cosas se han originado según la cosmología china.

Otra de las figuras fundamentales que contribuyó a elaborar los principios de la práctica taoísta fue Zhuang Zi (Tchuang Tsé). A diferencia de Lao Zi, se sabe a ciencia cierta que existió. Según las *Memorias históricas de Sima Qian*, vivió a finales del siglo -IV y a principios del siglo -III, probablemente alrededor del -370/-300. Originario del reino de Song, una cultura particularmente rica y refinada, ocupó un pequeño cargo de funcionario y luego se retiró para vivir en comunión con la naturaleza. Junto con Lao Zi, fue considerado ya desde el periodo Han, en el siglo -II, como uno de los fundadores de la escuela taoísta, *daojia*. Escribió el libro que lleva su nombre, el *Zhuang Zi*, una de las obras maestras de la literatura china. En ella se hallan reflexiones sobre la naturaleza de la realidad, el *Dao* y el tema del retorno a la Unidad Primordial. Concebido en una época de grandes convulsiones y violencia, el pensamiento de Zhuang Zi trata de la adecuación de la acción humana a las leyes de la naturaleza y la fusión con el *Dao*. Señala la relatividad del conocimiento y la imposibilidad de comprender la naturaleza de la realidad a través del lenguaje. Encomia la vía de la simplicidad, el desapego, el silencio y la quietud.

Desde el punto de vista taoísta, la finalidad del Qi Gong era convertirse en un hombre verdadero *(zhen ren)*. Éste era aquel que se halla en acorde perfecto con el Cielo y la Tierra. Zhuang Zi lo describe así: «En la antigüedad, el hombre verdadero no conocía ni el amor de la vida ni el horror de la muerte. No se complacía de su aparición ni temía su desaparición. Se iba naturalmente tal y como había venido, sin más. No olvidaba sus orígenes y no se preocupaba por su fin. Se contentaba de lo que le era dado y consideraba toda pérdida como un don [...]. Su corazón estaba tranquilo, su rostro era imperturbable [...]. Sabía adaptarse a todos los seres [...]. Irradiaba como si rebosara alegría. Sus actos eran virtuosos [...]».[10]

Los taoístas comprendieron la estrecha relación que vinculaba el ser humano al universo. Deseaban volver a un estado natural, sentirse uno con el orden armónico de la naturaleza. Creían que sólo acomodándose al incesante fluir de las cosas podrían disolverse en la corriente invisible y realizar el retorno al Origen. Para ello, decían, había que silenciar la mente. El Universo no necesita palabras. El Cielo y la Tierra, las montañas, las estaciones del año o el bebé que acaba de nacer forman parte de un orden primordial; son simplemente. El ser humano que vive según el principio del *Dao* es silencioso como el desierto, libre como el viento, inmenso como el océano. «Calma el corazón, purifica tu alma y trasciende las fijaciones mentales», aconseja Zhuang Zi.[11] «Armoniza las energías de tu ser y logra la suavidad del recién nacido», dice por su parte Lao Zi.[12] La vía está indicada: apaciguar la mente y las emociones; mejorar el carácter; volverse suaves y flexibles como el niño que acaba de nacer y cuya energía, todavía intacta, guarda el recuerdo de esa dimensión en que las cosas todavía no tienen forma. El ser que se halla en el *Dao* está en contacto con el corazón mismo de la vida. «Su cuerpo es fuerte, su pensamiento es penetrante, su oído fino, su vista clara.»[13] No sigue ningún camino, pero todos los caminos se abren a él; no busca realizar nada, pero las cosas se hacen a través de él; no se obsesiona por la vida ni la muerte, pero deja que la vida le transforme.

LA INFLUENCIA DEL BUDISMO

El budismo fue introducido en China en el siglo I. En los primeros siglos de nuestra era fue implantándose en ese país de una manera lenta y progresiva hasta conocer una época de gran florecimiento en los tiempos de la dinastía Tang (618/907). Asimilado en los primeros tiempos al taoísmo,[14] el budismo transmitía nociones extranjeras a la cultura china que marcaron profundamente el pensamiento y la sociedad. Las ideas esenciales del budismo –la teoría de la transmigración del alma, el *karma*, la creencia en que el deseo y la sed de existencia engendran el sufrimiento y encadenan al ser humano, el camino de la liberación– ejercieron una gran influencia en el Qi Gong, tanto en sus aspectos conceptuales como prácticos.

Las prácticas del Qi Gong budistas fueron transmitidas de manera secreta en el seno de los monasterios. Englobaban técnicas provenientes de la India, métodos ideados por los monjes chinos y también prácticas desarrolladas por el budismo tibetano, posteriormente asimiladas. Su fin último era la iluminación. Es sólo en estos últimos años que algunas de estas técnicas se han dado a conocer.

Bodhidharma y los ejercicios de Qi Gong

La tradición de Qi Gong otorga un lugar especial en su historia a Bodhidharma,[15] un monje originario de Persia que llegó a China durante la dinastía de los Liang (502/557). Según la transmisión oral, Bodhidharma era una persona cultivada que había estudiado en el Templo de Nalanda, en la India, una de las escuelas más florecientes de la época. A pesar de ello, y en razón de su abundante vellosidad, asociada en China a la falta de refinamiento e instrucción, Bodhidharma no tenía discípulos. Tras una estancia en la corte, decidió partir al Templo de Shaolin, que posteriormente se convertiría en la cuna de una importante tradición corporal y marcial. A su llegada, descubrió con sorpresa el estado de fragilidad física de los monjes, quienes permanecían sentados todo el día dedicados a ejercicios meramente contemplativos.

Al parecer Bodhidharma vivió nueve años en el interior de una gruta cercana al templo, dedicado enteramente a la meditación. Durante este tiempo permaneció sentado en la postura del *zazen*, guardando silencio. Se dice que perdió toda su vellosidad, pues la energía *yin* de la cueva habría captado su energía *yang*. A los ochenta años, Bodhidharma renovó la práctica del Qi Gong introduciendo nuevos ejercicios corporales y técnicas respiratorias que había hallado durante esos años de aislamiento en los que su energía había sido enteramente transformada. La tradición le otorga la autoría de dos célebres tratados destinados a fortalecer el cuerpo y mejorar la circulación sanguínea y el sistema inmunitario: el *Tratado de la transformación del músculo-tendón* y el *Tratado de la purificación de la médula ósea*. El primero contiene ejercicios de estiramiento y relajación. El segundo presenta una enseñanza específica sobre la utilización de la energía vital para renovar la médula ósea y alargar la vida.[16] Los monjes de Shaolin mejoraron notablemente su salud. Con el tiempo crearon numerosos ejercicios físicos y los combinaron con el manejo de armas, lo que acabó convirtiéndolos en grandes maestros de las artes marciales.

Portador de una tradición oral que se remonta a las enseñanzas de Buda Shakyamuni (alrededor del -560/-480), Bodhidharma está considerado como el fundador o primer patriarca del Chan, una de las escuelas más importantes del budismo chino. Según la genealogía oriental, Bodhidharma ocupa el vigésimo octavo lugar de un linaje de maestros que se suceden desde Buda. El conocimiento *(dharma)* le fue dado por transmisión directa, una tradición budista que se inicia un día en el que Buda mostró una flor a sus discípulos y sólo uno de ellos, Kasyapa, comprendió y sonrió. Entonces, Buda le transmitió en silencio el ojo del *dharma*. Desde aquel momento el conocimiento se ha ido transmitiendo directamente de maestro a discípulo, de espíritu a espíritu, de corazón a corazón. Al recibirlo, se realiza la naturaleza búdica, se comprende la esencia de la realidad.

Bodhidharma habría transmitido el *dharma* a su sucesor, quien a su vez lo habría transmitido a su sucesor, y así sucesivamente. Figuras principales de esta filiación son: Hui Ke, el segundo patriarca (487/593); Zeng Can, el tercer patriarca (?/606), Dao Xin, el cuarto patriarca (580/651); Hong Ren, el quinto patriarca (602/674) y Hui Neng, el sexto patriarca (638/713).

La escuela de Hui-Neng

Hui-Neng es uno de los más grandes patriarcas del Chan, el budismo chino. Sus enseñanzas se hallan recogidas en el *Tan Jing* o *Sutra de la plataforma*, uno de los textos fundamentales del budismo, transmitido de maestro a discípulo a lo largo de las generaciones. Enseñó en el templo cantonés de Guang Xiao, el templo de la luz benevolente, lugar donde según la tradición logró su realización interior.

La tradición cuenta que Hui-Neng era analfabeto. Habiendo muerto su padre se había refugiado con su madre en Cantón, donde vendía madera para sobrevivir. Se dice que un día oyendo a alguien recitar el *Jin Gang Jing*, la versión china del *Vajracchedikâ Prajnâ Pâramitâ Sûtra*, el *Sutra del diamante*, conoció el despertar de manera súbita y espontánea. Tras esta experiencia, Hui-Neng partió al monasterio de Hong-Jen, el quinto patriarca, donde en razón de su origen humilde fue relegado a las cocinas a majar el arroz. En el *Sutra de la plataforma*, Hui-Neng cuenta que en aquella época el quinto patriarca se aprestaba a designar a su sucesor. A estos efectos, había invitado a sus discípulos a escribir una estrofa sobre la experiencia del despertar en uno de los muros del monasterio. Shen-Xiu, considerado el mejor de sus discípulos y su presumible sucesor, escribió:

> El cuerpo es el árbol del Despertar,
> el espíritu es como un espejo claro.
> Aplicaos sin cesar a limpiarlo y frotarlo,
> a fin de que permanezca sin mota de polvo.

Hui-Neng añadió estas palabras:

El Despertar no comporta árbol alguno,
ni el espejo claro soporte material.
La naturaleza de Buda es eternamente pura,
¿dónde podría el polvo posarse?

Al ver esta estrofa, el quinto patriarca comprendió que su legítimo sucesor era Hui-Neng. De noche, le transmitió el conocimiento. Luego, le aconsejó que huyera y se escondiera durante un tiempo para proteger su vida antes de reaparecer y ser reconocido como el sexto patriarca.

En la famosa estrofa, Hui-Neng había expresado lo que se denomina la "doctrina súbita" o "ley de la enseñanza súbita",[17] según la cual el espíritu puede conocer la naturaleza esencial de la realidad súbitamente sin necesidad de someterse a una disciplina gradual destinada a eliminar sus supuestas impurezas, tal y como afirmaba la doctrina gradualista originada en la India, que había prevalecido hasta entonces. La escuela budista del sur de la China, fundada por Hui-Neng, conoció una gran difusión a partir del siglo VIII, convirtiéndose en la corriente más importante del budismo chino. Posteriormente, esta tradición llegaría al Japón entre los siglos XII y XIII a través del monje Dôgen (1200/1253) y se crearían las escuelas Rinzai y Sôto de la tradición Zen.

El Qi Gong bajo el reflejo del Chan

Los monjes budistas practicaban el Qi Gong como una vía de retorno a la Vacuidad original, denominada *sûnyatâ* en sánscrito y *kong xing* en chino. El trabajo corporal era un medio para realizar la experiencia de lo indecible, de penetrar en la unicidad de todas las cosas, de experimentar el *chan*.

El término chino *chan*, 禪, proviene del sánscrito *dhyâna*. Designa un estado de consciencia más allá del pensamiento ordinario, así como la disciplina espiritual destinada a producirlo. En ese estado, el espíritu realiza la experiencia de la vacuidad que, según el budismo, subyace a toda realidad. En el relato de la noche del despertar, Buda distinguió cuatro grados de *dhyâna* que designan cuatro estados o grados de introspección de la conciencia. El *dhyâna* comienza por la extensión de la consciencia que se absorbe cada vez más en sí misma sintiendo la unidad con el universo –nada existe en el exterior de ella– y termina con la extinción de toda realidad pensada o conocida, el *nirvâna*.

Según el budismo Chan, la naturaleza innata de todos los seres es la naturaleza de Buda, denominada *buddhatâ* en sánscrito y *fo xing* en chino; ésta duerme en el interior y puede revelarse en la experiencia del despertar, *bodhi*. La idea fundamental del Chan es que ello puede ocurrir en un instante súbito, *dun wu* (el *satori* japonés), sin necesidad de un método destinado a purificar progresivamente el espíritu.

Alejándose de otras escuelas basadas en el estudio y la recitación de *sutras,* la instrucción de una doctrina o el cumplimiento de rituales o preceptos, el Chan preconiza el retorno a la simplicidad y la espontaneidad. Los maestros *chan* utilizaban recursos diversos para provocar la experiencia súbita del despertar. Aprovechaban cualquier ocasión ya fuera en la sala del templo o durante las actividades cotidianas para propiciar una comprensión más profunda de la naturaleza de las cosas. La práctica del *gong'an* (*koan* en japonés) nació de formulaciones abruptas y paradójicas que intentaban quebrar las fijaciones mentales para trascender el conocimiento ordinario de la realidad. Algunos maestros recurrían al grito, las invectivas o los golpes de bastón inesperados. Sin embargo, aunque el Chan desarrolló técnicas específicas, la meditación en la postura sentada, el *zuo chan* (*zazen* en japonés), a través de la cual Buda había vivido la iluminación, continuó siendo el método fundamental.

Basado en la meditación sentada o la meditación de pie, el Qi Gong budista es una práctica de introspección silenciosa destinada a realizar la experiencia del *chan* o *dhyâna*. Disciplina corporal y mental, esta forma de Qi Gong se emparienta con el yoga hindú, que como la etimología de la palabra indica es una técnica de unificación interior: la raíz *yuj* significa "unir", "juntar" o "reajustar". A través del ejercicio de la postura y la respiración justas, esta práctica permite calmar el espíritu, volver la mirada hacia uno mismo y entrar en sintonía con los acordes interiores de la consciencia.

A la luz del budismo Chan, el Qi Gong aparece como una vía para despertar a la verdadera naturaleza de uno, la *buddhatâ*. El fin último es liberarse del ciclo infinito de las reencarnaciones, de la rueda del *samsâra*, para experimentar el despertar de la consciencia, la *bodhi*.

DE LA DINASTÍA TANG (618/907) A LA DINASTÍA SONG (960/1279)

Mientras el Qi Gong budista evolucionaba en el interior de los templos, los médicos, los maestros taoístas, los letrados y otros practicantes seguían investigando sobre las técnicas de circulación del *qi*.

Entre los taoístas que ejercieron una gran influencia en el desarrollo de estas técnicas, cabe mencionar un médico célebre de la época Tang, Su Si Miao (581/682), quien elaboró el método de los seis sonidos terapéuticos consistente en emitir sonidos concretos que actuaban sobre cada uno de los cinco órganos. Su Si Miao declinó la solicitud de convertirse en el médico personal del emperador y prefirió dedicar su vida a la práctica e investigación médicas. Escribió uno de los tratados más importantes de la historia de la medicina china, titulado *Recetas preciosas,* en el que trataba los diferentes aspectos de la medicina tradicional, entre ellos, la respiración y los ejercicios corporales. Señaló el valor de respirar bien como un método preventivo. Murió joven pues vivió sólo ciento y un años.

Otro taoísta, Su Ma Cheng Chen (647/735), contribuyó a desarrollar las técnicas de la alquimia interior, señalando la necesidad de calmar la mente para despertar el espíritu. Durante la dinastía Song (960/1279), Cheng San Feng creó el Tai Ji Quan, una forma de meditación en movimiento. Viendo un día el combate entre una serpiente y una grulla comprendió que la estrategia que seguían ambos animales se basaba en principios universales del movimiento, e inspirándose en ellos creó la primera secuencia de Tai Ji Quan. En el siglo XI, el doctor Wang Wei Yi ideó un maniquí de cobre para explicar la relación entre los doce canales principales que irrigan el cuerpo humano y los doce órganos; sus explicaciones sentaron una base teórica importante para el progreso del Qi Gong, la acupuntura y la medicina china en general. En el siglo XII, el mariscal Yu Fei inventó las Ocho Piezas de Brocados, ocho ejercicios que actúan sobre distintos órganos y partes del cuerpo. Es uno de los estilos de Qi Gong más populares.

DE LA CHINA A OCCIDENTE

Las primeras noticias sobre la existencia del Qi Gong llegaron a Occidente a través de los jesuitas, los primeros en traducir las obras del pensamiento chino a las lenguas europeas y dar a conocer diferentes aspectos de la civilización china.

En el siglo XVIII el padre Amiot fue recibido en la corte imperial de Qian Long e iniciado en la práctica del Qi Gong por los maestros del emperador. Tras una larga estancia en China, volvió a Francia donde trató de dar a conocer las virtudes preventivas y terapéuticas de esa técnica corporal. Si su labor de difusión apenas tuvo eco en ese momento, las obras que escribió sobre el Qi Gong y los esbozos y dibujos ilustrativos de los movimientos corporales estimularon la imaginación del sueco Per Henrik Ling (1776-1839), quien creó a partir de ellos la conocida gimnasia sueca comúnmente practicada en toda Europa. No está de más decir que Ling adaptó el aspecto formal y externo de los ejercicios, olvidando que éstos se basan en un conocimiento exhaustivo de la circulación del *qi* por el cuerpo humano.

La mayor difusión del Qi Gong fuera de las fronteras chinas ha sido obra del siglo XX. La Revolución Cultural conllevó la persecución de los maestros y la destrucción de los templos en los que el saber había sido transmitido de generación a generación a través de los siglos. Desde los años sesenta, los maestros en exilio han enseñado el arte del Qi Gong en varias ciudades y lugares del mundo a personas de nacionalidades y culturas diferentes. Los grupos de practicantes se han ido incrementado al correr de los años y, poco a poco, las prácticas que en otros tiempos se ejercitaban sólo en el interior de los templos han conocido otros espacios. El Qi Gong se extiende rápidamente por Europa, América y Asia. En países como Alemania ha sido reconocido como una terapéutica eficaz y está cubierto por la seguridad social. En 1988 se celebró la primera conferencia mundial sobre la investigación médica del Qi Gong en Beijing. Desde entonces se han celebrado otras conferencias y coloquios en las principales capitales y ciudades del mundo.

EL RESURGIMIENTO DEL QI GONG EN CHINA

Tras la muerte de Mao, una política de mayor abertura y tolerancia ha permitido el resurgimiento de la práctica del Qi Gong, prohibida durante años por el Partido Comunista. Desde los años ochenta, los parques y jardines de las ciudades se han llenado de miles de personas que muy temprano por la mañana practican los ejercicios antes de ir al trabajo. Junto a las formas tradicionales han surgido nuevos estilos, entre los cuales destacan las formas de Qi Gong de movimientos espontáneos. Este estilo induce reacciones corporales incontroladas que pueden conducir a verdaderos estados de catarsis. Su éxito parece explicarse por su capacidad de exorcizar graves problemas psicológicos y traumatismos emocionales que no pueden desvincularse del pasado reciente de China.[18]

En estos últimos años, la investigación del Qi Gong y su aplicación médica se han desarrollado de manera extraordinaria. Desde mediados de los años ochenta, la mayoría de los hospitales en los que se ejerce la medicina china tradicional han incorporado los ejercicios de Qi Gong al tratamiento de enfermedades cardiovasculares, afecciones respiratorias, problemas orgánicos, cáncer, etc.

Esta evolución se explica por el retorno masivo de una gran parte de la población a una terapéutica que ha sido prohibida y reprimida durante años.

El fenómeno que el Qi Gong ha suscitado en la sociedad china desde los años ochenta, atrayendo a millones de personas, ha sido bautizado como la "fiebre del Qi Gong", *qi gong re*. Ya en los años noventa, la revista *Contemporary*, editada en Hong Kong, puso de manifiesto que los grupos y organizaciones de Qi Gong se estaban convirtiendo en un segundo poder, comparable al Partido Comunista. La historia reciente del Falung Gong muestra la amplitud de un fenómeno con fuertes implicaciones políticas y sociales. Temerosas del poder creciente de este grupo –los setenta millones de seguidores superaban los afiliados al Partido Comunista–, las autoridades chinas pusieron trabas a su legalización. Tras la manifestación multitudinaria de abril 1999, el Tribunal Popular de Pekín declaró ilegal el grupo acusándolo de ser una secta y condenando a sus dirigentes a varios años de prisión. Sin entrar en la controversia sobre la legitimidad de este grupo, lo cierto es que el movimiento del Falung Gong muestra la popularidad de una disciplina corporal profundamente arraigada en la cultura y la sociedad china.

2. EL *QI* EN LA COSMOLOGÍA CHINA

En el origen no había vida. No sólo no había vida, sino que ni siquiera
había forma; no sólo no había forma, sino que ni siquiera había qi.
Algo insondable se transformó y hubo el qi, *el* qi *se transformó*
y hubo la forma; la forma se transformó y hubo la vida.

ZHUANG ZI[1]

Invisible, imperceptible e inconmensurable, el *Dao* se halla más
allá de la palabra, el pensamiento y la comprensión humana. No es
el vacío ni el lleno, ni la forma ni la no-forma, ni la existencia ni
la no-existencia. Ni luz, ni imagen, ni sonido, ni nombre. Silencio,
comienzo antes del comienzo, gran simplicidad. Origen del universo, todas las cosas provienen de él y fluyen hacia él. «El *Dao*
no tiene principio ni fin», dice Zhuang Zi.[2] «Silencioso y vacío, independiente e inalterable, circula por todas partes sin jamás fati-
garse. Se le puede considerar como la Madre de todas las cosas»,
afirma Lao Zi.[3]

Surgido del gran Vacío, uno de los aspectos del *Dao*, el *Qi* primordial, *Yuan Qi*, es el primer aliento de vida generador de la diversidad de las formas y la vida. Es la manifestación del Uno o de
la Unidad esencial a partir de la que se han originado dos *qi*, el
Yang, 陽, y el *Yin*, 陰. Alternándose en un infinito ciclo de vida,
esas dos esencias creadoras dan nacimiento a la luz y la oscuridad,
la plenitud y la vacuidad, el movimiento y el reposo. Luminoso y

etéreo, el *Yang* ha engendrado el Cielo, *Tian*, 天 ; oscuro y pesado, el *Yin* ha engendrado la Tierra, *Di*, 地 . Del abrazo de ambos, ha surgido el *qi* mediano, tercer elemento de la cosmogonía y con él, ha aparecido *Ren*, 人 , el Ser Humano.

La alternancia del *Yin* y el *Yang* da origen a todos los fenómenos, es el principio invisible que subyace a toda la realidad. Está representado en el famoso emblema del Tai Ji. Se dice que Lao Zi comprendió este principio al observar un día dos peces, uno negro, el otro blanco, que retozaban en un río. La alternancia de esos dos *qi* es posible gracias a la existencia de un Vacío mediador, un tercer *qi* que los atrae y que permite la eterna mutación de uno en otro. Este Vacío se halla en el seno de todo lo viviente y es el lugar en el que se operan todas las transformaciones que rigen el ser humano y el universo.[4] Lao Zi expresó esta visión cosmológica de este modo:

> El *Dao* original engendra el Uno,
> el Uno engendra el Dos,
> el Dos engendra el Tres,
> el Tres engendra los Diez mil seres.
> Los Diez mil seres llevan el *yin*
> y abrazan el *yang*.
> La armonía nace en el seno del Vacío medio.[5]

En consonancia con estas palabras, el universo se ha creado a partir de una generación sucesiva de *qi*. A partir del sutil *Qi* del origen primordial (el Uno) se ha derivado el *Yin* y el *Yang* (el Dos), y de su interacción a través del Vacío (el Tres), múltiples *qi*, progresivamente menos transparentes y ligeros, más densos y opacos, que han dado lugar a la materia y a los Diez mil seres, símbolo de la multiplicidad de la vida. El ser humano, la naturaleza y las cosas están hechos de diferentes calidades de *qi*, más o menos sutiles, que se hallan en cada uno de ellos en diferentes proporciones y densidades. La vida nace del *qi*: es el *qi* el que sustenta la vida, y cuando el *qi* abandona la forma que anima, esa vida perece.

El universo es un sistema dinámico de miríadas de *qi* que circulan constantemente dando lugar al cambio y la mutación. Todo en el universo se halla en incesante transformación. «Crecer y decrecer, llenarse y vaciarse, acabar y volver a empezar, he aquí el ciclo del mundo [...]. La vida de los seres es parecida al galope de un caballo. En cada uno de sus movimientos, se modifica, a cada instante varía»,[6] afirma Zhuang Zi.

Todo proviene del *qi*. El *qi* es la esencia de toda cosa, el principio de unidad del universo. Es el sutil e invisible soplo que anima toda la vida. Es la fuente de todo movimiento, de toda existencia, la fuerza omnipresente que circula, penetra y vivifica todas los seres y las cosas. Llena todo el universo y está en el corazón de cada ser. Dado que todo es *qi*, todo se halla en armonía y resonancia. Todas las cosas están unidas, se relacionan entre sí. «Así, cuando el viento del Este se levanta, el vino fermenta [...]. Cuando el santo reina, lleva en su corazón el *Dao* sin hablar jamás, y sin embargo su influencia bienhechora llega hasta los diez mil seres [...]. Es la prueba de que los *qi* están en resonancia unos con otros.»[7]

El *qi* es portador de la memoria del origen y conlleva en sí la mutación, el potencial transformador que subyace a todas las cosas. Lleva en sí la unidad original, y tal como una semilla llena de potencialidades, contiene las diferentes cualidades y manifestaciones del *Qi* primigenio: el movimiento en espiral *Yin-Yang*, las cinco fases y las ocho direcciones cardinales del espacio cósmico.[8]

EL MOVIMIENTO *YIN-YANG*

Observando las constelaciones celestes, los taoístas concibieron el cosmos como un movimiento de fuerzas centrípetas y centrífugas que formaban una doble espiral. «La armonización de la energía *Yin* y la energía *Yang* engendra el movimiento en espiral del *Dao*», decía Lao Zi.[9] La alternancia de los dos *qi* primordiales *Yin* y *Yang* genera todos los fenómenos vitales, de lo infinitamente grande a lo infinitamente pequeño, del macrocosmos al microcosmos. El *Yang* es la fuerza de expansión, la abertura; el *Yin* es el dinamismo de contracción, el recogimiento. Ambos constituyen el ritmo binario que se halla en el origen del universo, una especie de respiración cósmica a partir de la cual se engendra y nace la multiplicidad de las formas vitales.[10]

En el *Yi Jing*, el *Libro de las transmutaciones cósmicas*, el *Yang* y el *Yin* se hallan representados respectivamente por un trazo continuo (–) y uno discontinuo (--). Estos signos gráficos son muy antiguos. Fu Xi, uno de los emperadores míticos, habría visto estas líneas misteriosas sobre el dorso de un dragón surgido de las aguas del río amarillo. Las cronologías chinas sitúan este hecho en el tercer milenio antes de nuestra era aunque lo cierto es que los orígenes de estos caracteres se pierden en una remota antigüedad.[11] En la escritura antigua, el ideograma *yang*, 陽, está compuesto por la imagen de un muro hecho de piedras expuesto a los rayos del sol; y el ideograma *yin,* 陰, como un muro umbrío a la sombra del cual un gusano atraviesa un trozo de madera. *Yang* representa la vertiente soleada de una montaña sin la cual *Yin,* la vertiente a la sombra, no puede existir, y viceversa. Ambos son los dos aspectos consustanciales de una misma realidad. Más que una oposición contradictoria –la vertiente umbría de la montaña recibe también el reflejo de la luz solar–, se trata de una complementariedad.

Como el alba que nace de la oscuridad de la noche o como la luz vespertina que surge del ocaso del día, el *Yin* nace y crece en el interior del *Yang,* y el *Yang* nace y crece en el interior del *Yin.* Ambos movimientos se engendran uno al otro en un proceso infinito de transformación. En el seno de uno, se halla la esencia del otro. Mientras uno crece, el otro decrece. Son las manifestaciones esenciales del mismo movimiento original, el dinamismo que permite la infinita generación de la vida bajo todas sus formas.

El principio *Yin* y *Yang* sirve para describir toda la realidad. Las cosas son *yin* o *yang* respecto a sus pares complementarios. Así, la tierra es *yin* respecto al cielo, que es *yang;* el día es *yang*, respecto a la noche, que es *yin*; el hombre es *yang* respecto a la mujer, que es *yin*; la parte superior del cuerpo humano es *yang* respecto a la parte inferior, que es *yin*; el agua tibia es *yang* en relación con el agua fría, pero es *yin* en relación con el agua caliente, y así sucesivamente.

LAS CINCO FASES DEL *QI* PRIMORDIAL

Según la cosmología taoísta, la rotación *Yin-Yang* surgida del *Qi* primordial ha engendrado cinco fases o manifestaciones de *qi*, denominadas *wu xing*, que interactúan y se suceden según ciclos precisos. Comúnmente *wu xing* se traduce como los "cinco elementos" aunque esta denominación confusa no da cuenta del carácter dinámico de la noción china. Los *wu xing*, más que un elemento o sustancia, son fases del movimiento del *qi*. *Wu* significa "cinco"; *xing* significa "caminar, ir, actuar".[12] Así pues, los *wu xing* son cinco aspectos o etapas dinámicas del movimiento continuo al que todo *qi* o energía de vida está sometido.

El cinco está compuesto por las cuatro direcciones cardinales y el centro, contemplado como un elemento dinámico en sí mismo. Se representa como un cuadrado dividido por una línea central, expresión de la unidad y en tiempos más antiguos mediante un haba dividida asimismo por una línea vertical. Esta última imagen es mucho más elocuente pues el haba en el pensamiento chino se asocia al diafragma y es símbolo de la palpitación rítmica *Yin-Yang* del origen cósmico. Estas figuras nos indican que el principio del cinco contiene el principio cuaternario, el principio binario y el principio de la unidad fundamental que subyace a todas las cosas: contiene la memoria de los principios cósmicos.

Cifra esencial de la cosmología, el cinco sirve en la cultura china como modelo básico de comprensión de la realidad. Las cinco fases del *qi* permiten describir cualquier fenómeno vital como un proceso dinámico. Organizan los ciclos de la naturaleza y del ser humano. Su sucesión permite explicar los cambios climáticos o los ritmos fisiológicos humanos.[13] A fin de simplificar la interpretación de las cosas, los chinos han establecido un sistema de correspondencias que asocia cada una de las cinco fases a diferentes fenómenos, ya sean las direcciones cardinales del espacio, el organismo y las emociones humanas o los movimientos de las artes corporales. Así se distinguen cinco puntos cardinales (las cuatro direcciones más el centro), cinco periodos del año,[14] cinco órganos, cinco vísceras, cinco colores, cinco sabores, cinco olores, cinco emociones, etc. Se les simboliza a través de cinco elementos:

Mu, 木, la madera, expresa el nacimiento y crecimiento del *qi*, el impulso original. Corresponde al Este, a la primavera, al momento en que nace el día; se asocia al hígado y la vesícula biliar, a la emoción de la dulzura o la cólera; en las artes corporales corresponde al enraizamiento y al movimiento vertical.

Huo, 火, el fuego, expresa la manifestación máxima y el apogeo del *qi*. Corresponde al Sur, al verano y al momento en que el Sol se halla en su cenit; se asocia al corazón y al intestino delgado; en el plano mental corresponde al entusiasmo; en las artes corporales, al movimiento oblicuo.

Tu, 土, la Tierra, es la estabilidad necesaria a toda mutación. Corresponde al centro y al final del verano; se asocia al estómago y al páncreas, a la simpatía y la generosidad; en las artes corporales corresponde a la abertura y al movimiento horizontal.

Jing, 金, el metal, expresa el declive del *qi*. Corresponde al Oeste, al atardecer y al otoño; se asocia al pulmón y al intestino grueso, a la claridad mental; en las artes corporales no se le asocia un movimiento definido.

Shui, 水, el agua, expresa la manifestación mínima del *qi*, aunque contiene en reserva el potencial para generar un nuevo ciclo. Corresponde al Norte, a la noche y al invierno; se le asocia al riñón y la vejiga, a la adaptabilidad. En las artes corporales simboliza la fluidez y el movimiento ondulatorio.

Se trata evidentemente de algunas de las múltiples correspondencias que el pensamiento chino asocia a cada uno de los cinco elementos. Estos cinco aspectos del *qi* se hallan en interacción siguiendo un orden preciso y formando un sistema dinámico de ciclos de creación *(cheng)*, y destrucción *(kuo)*,[15] a los cuales están sometidas todas las cosas. En el ciclo de engendramiento la madera prende fuego, el fuego se reduce a cenizas, la tierra produce el metal, el metal se hace líquido al fundirse y el agua nutre la madera. En el ciclo de destrucción o conquista, la tierra encauza el agua, la madera labra la tierra, el metal corta la madera, el fuego funde el metal y el agua apaga el fuego.

Asociaciones correspondientes a las Cinco Fases

NATURALEZA

Elementos	Madera	Fuego	Tierra	Metal	Agua
Fases	Nacimiento	Crecimiento	Madurez	Declive	Latencia
Estaciones	Primavera	Verano	Final verano	Otoño	Invierno
Clima	Viento	Calor	Humedad	Sequedad	Frío
Dirección	Este	Sur	Centro	Oeste	Norte
Colores	Verde-azul	Rojo	Amarillo	Blanco	Negro
Sabores	Ácido	Amargo	Dulce	Picante	Salado

SERES HUMANOS

Elementos	Madera	Fuego	Tierra	Metal	Agua
Órganos *Yin*	Hígado	Corazón	Bazo	Pulmones	Riñones
Órganos *Yang*	Vesícula biliar	Intestino delgado	Estómago	Intestino grueso	Vejiga
Tejidos	Tendones	Vasos sanguíneos	Carne, grasa	Piel, pelo	Huesos
Órganos de los sentidos	Ojos	Lengua	Boca	Nariz	Oídos
Emociones	Cólera	Alegría	Preocupación	Tristeza	Miedo
Sonidos	*Xu*	*Ke*	*Hu*	*Si*	*Chui*

Cada uno de estos cinco *qi* contiene diferentes proporciones de las energías básicas *yin* y *yang*. Están presentes en todas las cosas y los seres.

LAS OCHO DIRECCIONES

Del *Qi* primordial se han derivado ocho manifestaciones que toman la forma de las ocho direcciones del espacio cósmico, llamadas *ba gua*. Al igual que el dinamismo *Yin-Yang* o las cinco fases, las ocho manifestaciones llevan en sí la memoria del origen del universo y son portadoras del Vacío transformador. Estas ocho esencias de *qi* han generado la diversidad de la vida. Se hallan simbolizadas por ocho figuras o trigramas y como todas las cosas del universo, resultan de diferentes combinaciones de los *qi* esenciales *Yin* y *Yang*. Son:

qian 乾 (cielo) ☰   *kun* 坤 (la tierra) ☷

gen 艮 (la montaña) ☶   *dui* 兌 (el estanque) ☱

kan 坎 (el agua) ☵   *li* 離 (el fuego) ☲

zhen 震 (el trueno) ☳   *xun* 巽 (el viento) ☴

Cada trigrama corresponde a la tríada fundamental ordenadora del cosmos: el trazo superior representa el Cielo; el mediano, el Ser Humano; y el trazo inferior, la Tierra. El primer trigrama *(qian),* representa el apogeo del *Yang*, el segundo *(kun)*, en el otro polo, el apogeo del *Yin*.

La tradición posterior a la época Han atribuye la invención de los ocho trigramas al mítico emperador Fu Xi. En el *Da Zhuan*[16] está escrito: «Antiguamente, cuando Fu Xi reinaba en el mundo, levantó la vista para contemplar las configuraciones observables en el Cielo, luego la bajó para observar los modelos sobre la Tierra. Miró atentamente las huellas de los pájaros y las bestias salvajes, en conformidad con las variaciones de la Tierra. Lo que se hallaba cerca lo evaluó en relación consigo mismo; lo que se hallaba lejos lo evaluó a partir de las cosas. Entonces inventó los ocho trigramas a fin de penetrar la eficacia de los seres numinosos y clasificar la multiplicidad de los diez mil seres».[17]

Combinados entre sí, los ocho trigramas dan origen a sesenta y cuatro hexagramas, símbolo de la multiplicidad de la vida. Esos hexagramas son el resultado de combinar de dos en dos los trigramas de base; cada uno representa una configuración específica de energías *yin* y *yang*. El conjunto permite expresar los procesos de cambio y mutación a los que todas las cosas están sometidas. En efecto, más que una realidad inmutable los hexagramas expresan fuerzas interiores en constante evolución. Cada hexagrama lleva en latencia una nueva posibilidad, precede o antecede a otro: la conversión de uno solo de sus trazos en la energía opuesta, ya sea *yin* o *yang,* da lugar a una nueva figura. El conjunto constituye un modelo matemático, una especie de microscopio destinado a observar de cerca los procesos de mutación que ordenan la vida. Puede utilizarse para analizar distintas realidades, ya sea los fenómenos de la naturaleza, las circunstancias particulares de la existencia o la psicología humana. Permite describir las situaciones en términos dinámicos, pues nada en el universo está fijo, todo está sujeto a transformación. Dispuestos a menudo entorno a la figura de un círculo, los sesenta y cuatro *gua* representan los diez mil seres de la cosmología taoísta, expresión de la vida en toda su diversidad. Simbolizan el universo con sus infinitas variaciones y metamorfosis, el *Dao*.

En virtud de la correspondencia entre los diferentes planos cósmicos, entre lo invisible y lo visible, entre el mundo de la energía y la materia, las ocho direcciones cósmicas se manifiestan en el cuerpo humano como "ocho canales maravillosos", que según la medicina china tradicional recorren el espacio pelviano. El ser humano se halla en correspondencia con el universo, animado por los mismos *qi* creadores. Algunas artes marciales chinas, como el Ba Gua Zhang, se basan en movimientos que reproducen las ocho direcciones cardinales con el fin de activar el cuerpo energético interior. Asimismo, esas ocho fuerzas primordiales se hallan presentes en el ideograma del *qi*, 氣 , mediante ocho pequeños trazos a modo de estrella que representan el cereal o grano de arroz, símbolo de la materia o soplo vital de la tierra. El pensamiento chino se revela aquí de una gran coherencia y sutileza, comunicándonos a través del lenguaje ideográfico que en el seno de la materia se halla el *qi* vital, el sutil aliento de la vida.

3. EL SER HUMANO, UNA MANIFESTACIÓN DE LOS PRINCIPIOS CÓSMICOS

Los mismos principios que rigen la cosmogonía dando nacimiento al cosmos obran en el proceso embrionario. El ser humano es una de las múltiples manifestaciones de la energía universal. A imagen del universo, está compuesto de *qi,* participa de la naturaleza del Cielo y la Tierra y contiene el Vacío, espacio potencial de transformación.

LA FORMACIÓN DEL EMBRIÓN

El proceso embrionario sigue el modelo cosmogónico, representado en el símbolo del *Dao.* En los primeros días de la vida, el futuro embrión gira sobre su propio centro siguiendo las ocho direcciones del espacio cósmico en un movimiento espiral *Yin* y *Yang.* En el comienzo, no es más que una sutil vibración, manifestación del *Qi* primordial, en la vacuidad del espacio uterino. Al igual que el cosmos es creado a partir de una diversificación progresiva de la energía primordial, el cuerpo energético y material va cobrando forma a partir de la diferenciación de un primer *qi* en otros *qi* cada vez menos puros y más densos. Es el movimiento rotatorio de esos primeros *qi* invisibles que engendra el cuerpo del embrión, considerado un tejido de *Qi* sagrado. La vida empieza por el cóccix, que en su origen es la expresión de la energía en su interacción *yin* y *yang*. La embriología moderna da constancia de esa rotación que según el pensamiento chino preside el origen de la vida. Gracias a la imaginería científica actual, se ha podido observar el proceso de la división celular y percibir en el interior de la célula una pequeña espiral que evoca ese movimiento ondulatorio del *qi* al que hace referencia la medicina china (véase ilustración 6).

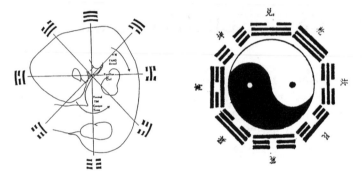

Figura A y figura B. *La rotación del embrión siguiendo las ocho direcciones.*

Durante los primeros cuarenta días, aparece una columna de *qi* central, *zhong mai*, que va del cóccix a la fontanela. Igualmente, se crean ocho recorridos de *qi* que reciben el nombre de los ocho canales maravillosos *(qi jing ba mai)*. Dos de ellos y tres importantes centros de vibración se desarrollan entorno a la columna central, creando una primera configuración del cuerpo energético. Los dos recorridos se denominan *ren mai* ("vaso concepción"), y *du mai* ("vaso gobernador"). Los tres centros de vibración se denominan *dan tian*. El cuerpo energético *(qi ti)* se constituye en esos primeros cuarenta días. El cuerpo físico irá formándose mediante un proceso de condensación progresiva de los *qi*. Así, durante los nueve meses de gestación, bañado por la palpitación rítmica de la placenta, el cuerpo energético sigue desarrollándose en paralelo a la formación del cuerpo de carne y hueso. La energía *Yang* construye el esqueleto, la energía *Yin* nutre las cualidades del ser interior. Así, el cuerpo humano es una manifestación de la energía básica que mueve todo el universo, un receptáculo del *qi*. Posee su propia vibración y resonancia pues todo *qi*, toda energía, está asociada a estos fenómenos físicos.[1] Estamos ante un pensamiento que interpreta siempre la realidad en términos de *qi*, el sutil soplo vital que une el cosmos y el mundo manifestado.

EL CUERPO ENERGÉTICO, UN TEJIDO INVISIBLE

El cuerpo energético es un tejido invisible a través del cual circula el *qi*, la sustancia básica necesaria a la vida. Ese tejido está formado por una red compleja de canales[2] que conecta todos los órganos, tejidos y células, aportándoles la energía necesaria a su funcionamiento. Existen ocho canales maravillosos (*mai*), veinticuatro canales principales o meridianos (*jing*) y una red de minúsculos canales (*luo*).

Los ocho canales maravillosos sirven de reserva energética y su función es regular la circulación general del *qi*. Integran dos canales ya mencionados, el vaso concepción (*ren mai*) y el vaso gobernador (*du mai*), que circulan a lo largo de una línea mediana que pasa por la espalda y el pecho, conectándose en la lengua y el perineo y formando la denominada Órbita Microcósmica. Para gozar de buena salud, los ocho canales deben estar llenos y el *qi* debe circular de manera fluida a través de los veinticuatro meridianos que irrigan el conjunto del organismo. Éstos se hayan distribuidos de doce en doce a cada lado del cuerpo; parecidos a ríos, terminan en los dedos de la mano o del pie; están ligados a los doce órganos internos (los seis órganos *Yin* –corazón, pulmón, riñón, hígado, bazo y pericardio– y los seis órganos *Yang* –intestino grueso, intestino delgado, estómago, vesícula biliar, vejiga y triple calentador–).[3] Su función es alimentar dichos órganos así como las emociones y aspectos mentales asociados. Por último, millares de los minúsculos canales transportan el *qi* desde los doce canales principales hacia el resto del cuerpo, incluidas todas las células.

Los tres *dan tian*, llamados campos de cinabrio

Según la tradición oral de Qi Gong, los maestros taoístas sintieron el cuerpo energético y vibratorio humano a través de la meditación y el ejercicio corporal. Percibieron una ondulación energética particularmente vibrante, como una especie de torbellino, en tres zonas del cuerpo que denominaron *dan tian*, 丹田 , campo de cinabrio.[4]

El ideograma *tian*, 田 , significa campo agrícola. Utilizaron esta palabra para designar que esos centros de energía se hallan en un lugar preciso y para sugerir el trabajo consciente que se requiere para acrecentar su fuerza magnética. *Dan*, 丹 , es el cinabrio, mineral compuesto de sulfuro de mercurio cuyo color rojo bermellón recuerda el color de la tierra que bordea el río amarillo, el Yang Tsé Kiang, y es símbolo de la cultura tradicional. La apelación *dan tian* no es anodina, pues el cinabrio desempeña un papel importante en la alquimia taoísta.[5] Además, según la medicina china el mercurio es el componente base del *dan tian*. Por ser el único metal fluido, representa las cualidades esenciales buscadas por los taoístas: la flexibilidad y la resistencia. Los maestros de Qi Gong utilizan la expresión "tener suficiente mercurio" para indicar que el primer *dan tian* está abierto al *qi*.

Expresión humana de la tríada cósmica –simbolizada por el Cielo, la Tierra y el Ser Humano– los tres *dan tian* se hallan en correspondencia con el cuerpo físico y el universo. A cada uno se le asocia una región del cuerpo, una calidad específica de *qi* y un nivel de conciencia. Alimentan la columna central de *qi* y contribuyen al equilibrio energético general.

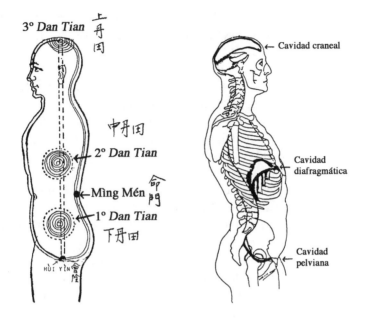

Figura C y Figura D. *Los tres* dan tian *y las tres cavidades del esqueleto.*

El primer *dan tian* se sitúa a una distancia de tres o cuatro centímetros bajo el ombligo y unos tres a cinco centímetros hacia adentro. Está asociado a la Tierra, a la cavidad pelviana y las energías sexuales. Se define como «la raíz del ser humano, el lugar donde se conservan los espíritus sutiles, el origen de los cinco *qi*, la residencia del embrión. Los hombres guardan en él la esencia (el esperma); las mujeres, la sangre menstrual. Es la puerta de la unión armoniosa del *yin* y el *yang*».[6] Considerado como un puchero alquímico, el primer *dan tian* almacena el *Qi* original (*Yuan Qi*). Es la reserva de energía más importante del cuerpo humano. Los médicos taoístas lo nombran *xia nao*, "el cerebro profundo del ser humano" o bien *zi jia*, "la sede del conocimiento de sí mismo". La tradición budista lo denomina *zhan zhu*, "el lugar de la compasión benevolente", y en sánscrito recibe el nombre de *hara*, "el jardín del aliento de vida florido". Los maestros de Qi Gong lo consideran como la base del equilibrio de la persona. Es el centro de gravedad del cuerpo físico y, además, un campo magnético y una cámara de resonancia de una gran intensidad vibratoria. A través de la práctica corporal se busca activarlo y fortificarlo. Su desarrollo es observable como una dilatación del bajo vientre.[7]

El segundo *dan tian* se localiza a la altura del músculo del diafragma, en la región del plexo solar. Vehicula el *qi* energético destinado a la comunicación con los demás seres y el mundo exterior. Se asocia a las emociones.

El tercer *dan tian* se halla en el cráneo, en el lugar de la fontanela. Se asocia al Cielo, al cerebro y la conciencia. Su abertura permite acoger los *qi* del universo cósmico, participando así del desarrollo del espíritu o esencia divina, *shen*.[8]

Como veremos más adelante,[9] el Qi Gong tiene como finalidad la transmutación de las diferentes energías asociadas a los tres *dan tian*, a fin de realizar el viaje de retorno hacia la Unidad primordial.

Los Tres Tesoros

Esencia (*jing*),[10] energía (*qi*) y espíritu (*shen*) son los Tres Tesoros (*San Bao*), también denominados los Tres Orígenes (*San Yuan*). Son la manifestación de la tríada básica Cielo, Tierra y Ser Humano. «El Espíritu viene del Cielo, la Esencia de la Tierra y la Energía de la Armonía central. Los Tres juntos no hacen más que uno», dice Zhuang Zi.[11]

El *jing* es la esencia original, transmitida por los padres, gracias a la cual es posible la vida; es la sustancia primera que permite que el cuerpo se desarrolle y crezca; entre otras acepciones, designa lo esencial y, por ello, se asocia al esperma. El embrión se forma a partir de la unión del *jing* del padre (esperma) y del *jing* de la madre (óvulo). El *jing* es la raíz de la vida, sin él no habría circulación de *qi* ni manifestación del *shen*. El *jing* heredado u original (*yuan-jing*) tiene su sede en los riñones, y se distingue del *jing* adquirido, que es el que se absorbe del aire y de los alimentos, al nacer. Según la medicina china, la salud depende del buen estado del *jing* original. Así, Zhuang Zi dice que hay que guardarlo intacto, y Guang Zi da el siguiente consejo al emperador amarillo Huang Di: «Estate tranquilo, sé puro, no fatigues tu cuerpo, no agites tu esencia y podrás vivir mucho tiempo».[12] Si el *jing* se pierde, el cuerpo degenera. Por ello, uno de los primeros objetivos del Qi Gong es preservar el *jing* original y mejorar su calidad.

El *qi* es la energía necesaria al funcionamiento del cuerpo. Se produce naturalmente a partir del *jing* contenido en los riñones y del *jing* que proviene del aire y de los alimentos. Al *qi* que proviene del *jing* contenido en los riñones se le denomina *qi* original (*yuanqi*) o *qi* prenatal, pues es el que se posee antes de nacer. Recibe también el nombre del *qi* del agua. Se almacena en el primer *dan tian*. Al *qi* que proviene del aire y de los alimentos se le denomina *qi* posnatal o *qi* del fuego. Se almacena en el segundo *dan tian*. Estos dos *qi* se mezclan, y una vez mezclados pasan al vaso gobernador a partir del cual se distribuyen por todo el cuerpo. Es importante que exista un equilibrio entre ambos, pues cada uno posee unas determinadas propiedades. El *qi* del agua refresca el cuerpo, favorece la concentración y serena la mente. El *qi* del fuego eleva la temperatura corporal. Está asociado a las emociones. Si el *qi* del fuego domina, el cuerpo se vuelve demasiado *yang*, las emociones se descontrolan y el pensamiento se torna confuso y disperso. Si están equilibrados, la razón controla las emociones. Uno de los objetivos del Qi Gong es equilibrar esos dos *qi*. Entonces el cuerpo está sano y el espíritu sereno. En general, el *qi* del fuego tiende a desequilibrarse y dominar sobre el *qi* del agua. Por este motivo, los practicantes de Qi Gong se entrenan para potenciar el *qi* del agua y equilibrar el *qi* del fuego, evitando así el deterioro y el envejecimiento. Existen ejercicios para concentrar el *qi* en el *dan tian* inferior y conducirlo hacia el *qi* del *dan tian* medio a fin de refrescarlo.

El *shen* es el espíritu, la conciencia, lo más elevado del ser humano. Reside en el tercer *dan tian* y se asocia a la región de la fontanela; su soporte material es el cerebro. Está pues vinculado a la mente y a facultades como la memoria, la voluntad o el razonamiento. Asimismo dirige las emociones. Depende de la razón (*yi*), pues es ella la que conserva el *shen* en su sede; si la razón se debilita, por ejemplo a causa de una grave enfermedad o de una perturbación emocional, el *shen* puede abandonar su sede y vagar libremente. Cuando la persona muere, el *shen* se separa definitivamente del cuerpo físico. El *shen* depende asimismo del *qi*. Tanto el espíritu como el cerebro, su base material, se nutren de energía. Si el *qi* es abundante, el *shen* es elevado: la mente es clara, la voluntad fuerte, la persona posee vitalidad. A su vez si el *shen* es fuerte, el *qi* circula armoniosamente, la persona goza de salud; si el *qi* es débil, no puede alimentar bien el *shen,* y éste pierde su fuerza. Si el *shen* es frágil, el *qi* se debilita y el cuerpo degenera.

Shen, *qi* y *jing* son la base de la vida humana y mantienen entre ellos una relación de interdependencia. El cuerpo utiliza el *jing* (la esencia) para producir el *qi* (fuerza vital o energía), y a su vez el *qi* es empleado para alimentar el *shen* (espíritu). Al mismo tiempo, el *shen* controla el *qi* y el *qi* controla el *jing*. El espíritu es la potencia superior de esta tríada; es él el que mantiene al ser humano en vida. Domina sobre el cuerpo y la energía. De ahí que la medicina china se base en el principio de que el espíritu puede sanar el cuerpo físico. La transformación del *jing* en *qi* y de *qi* en *shen* es un proceso natural, pero los chinos han desarrollado técnicas para perfeccionarlo y obtener así el máximo de beneficios. Los practicantes de Qi Gong aprenden a conservar y reforzar el *jing*. Luego, refinan el *jing* para convertirlo en *qi* y, por último, utilizan el *qi* para nutrir el *shen*, el espíritu. Ésta es la etapa más difícil pues supone dirigir el *qi* conscientemente a través del canal central que recorre la médula espinal para alimentar el cerebro y elevar así el *shen*. Gracias a ello, no sólo logran preservar la salud sino también potenciar el espíritu. Los taoístas llegaron a dominar los procesos de transformación interna de la esencia y la energía con el objetivo de crear un cuerpo sutil y unirse de este modo a los *qi* del universo.

XING, LA NATURALEZA HUMANA

La naturaleza humana, *xing,* es lo que nos es dado por el Cielo a nuestro nacimiento, es decir, aquello que es innato en la persona. Corresponde a la realidad más profunda y auténtica del ser. Se halla representada por imágenes como la madera en estado bruto o el recién nacido.

A lo largo de la historia del pensamiento chino, se ha debatido frecuentemente sobre la naturaleza humana. Desde una posición radical, Zhuang Zi considera que hay que trascenderla, ir más allá de los sentimientos y emociones para dejar que el *Dao* se manifieste. Para él, la naturaleza humana es un estorbo para ser uno con el Cielo. En cambio, para Meng Zi (Mencius),[13] heredero espiritual de Kong Fu Zi (Confucio) y contemporáneo de Zhuang Zi, el hombre se realiza conociendo su naturaleza. "Aquel que va hasta el fondo del corazón conoce su naturaleza. Conocer su propia naturaleza es conocer el Cielo."[14] Es volviendo la mirada hacia el interior que el ser humano puede comunicar con todo lo que existe y realizar la unión misteriosa con el Cielo.

Para Meng Zi la naturaleza humana tiende a la bondad. Cualquier ser humano posee de manera innata gérmenes buenos como el sentimiento de la compasión, la justicia, el civismo o la sabiduría. «Todo hombre tiene un corazón que reacciona ante lo intolerable [...]. Imaginad un niño que está a punto de caer en un pozo. Cualquier persona reaccionará con temor y empatía [...]. Sin un corazón que sienta compasión no se es humano; sin un corazón que sienta horror ante el sufrimiento ajeno no se es humano; sin un corazón lleno de modestia y deferencia no se es humano; sin un corazón que distinga lo verdadero de lo falso no se es humano.»[15] Hay en todo ser humano una moralidad intrínseca que puede cultivarse.

Cultivar la naturaleza equivale a cultivar el *qi* pues hay una estrecha relación entre bondad y energía vital.[16] Desde esta óptica el cultivo del *qi* –*qigong*– implica una dimensión ética y humana. El desarrollo de la naturaleza está asociado al ajustamiento de los tres *dan tian*, contemplados como tres centros energéticos y tres niveles de conciencia. El ideograma *xing*, 屮土 , sugiere la coordinación de los tres *dan tian* a través de la circulación del *qi* interior. Vemos una línea vertical que representa el eje central y une tres líneas horizontales, los tres *dan tian*. La línea vertical rebasa la tercera franja horizontal, que representa la bóveda craneal, y se extiende hacia lo alto. Esta imagen indica que el ser humano posee la memoria de la gravedad; la conciencia se enraíza en la tierra y se eleva hacia la esfera celeste. Una pequeña línea oblicua, que parece suspendida, expresa la lucidez: la conciencia es luminosa. Por último, a la izquierda, una línea vertical evoca el principio de la verticalidad humana. Los otros dos trazos simbolizan el corazón o plexo solar: el ser humano tiene conciencia de su verticalidad y está en conexión permanente con el centro de su ser. El ideograma expresa la idea de que la perfección de la naturaleza humana está vinculada al centro, a la armonía, al camino del Medio. Ser humano es armonizar el cuerpo y el espíritu, ser consciente del vínculo existente con el Cielo, la Tierra y los diez mil seres.

La práctica del Qi Gong busca revelar esa naturaleza que hay en cada uno. Incumbe a cada persona tomar conciencia de las cualidades humanas y desarrollarlas. Meng Zi comparaba la naturaleza interior a un sendero de montaña que, abandonado durante un tiempo, es invadido por la maleza hasta desaparecer completamente pero si es frecuentado y cuidado, se convierte en un verdadero camino. Cuando el ser humano realiza esa naturaleza que es la suya se integra en la incesante corriente de las cosas fundiéndose con el *Dao*, fuente insondable del Universo.

4. EL QI GONG,
UNA MEMORIA DEL *QI* INVISIBLE

El ser humano *(ren)* participa del movimiento de los múltiples *qi* que rigen y componen el universo. Su salud, su bienestar y su realización humana dependen de esos *qi* que incesantemente circulan por el espacio cósmico generando el cambio y la mutación. A través de la práctica del Qi Gong, 氣功, el ser humano armoniza los *qi* de los que es partícipe, entra en comunión con el Cielo y la Tierra y puede realizar el camino de retorno a la Unidad primordial de la cual todas las cosas han surgido.

El ideograma del *qi*, 氣, está compuesto por dos imágenes: la parte inferior, 米, representa el grano de arroz, símbolo de la materia, del germen de vida o soplo vital de la tierra. La parte superior, 气, indica los vapores que se desprenden de la cocción del arroz o que ascienden de la tierra para convertirse en nubes, símbolo de la energía o soplo vital celeste.[1] La lectura del ideograma nos indica que el *qi* está asociado a una transformación: del arroz que cuece –materia– se desprenden vapores –energía–. La noción de *qi* trasciende la idea de materia y energía: es la esencia de la vida, la animación que posibilita la infinita mutación de las cosas. *Gong*, 功, suele traducirse por "maestría". Connota la idea de esfuerzo, de energía consagrada a una actividad. Así pues el Qi Gong es la maestría del *qi*. Es el esfuerzo para transmutar o espiritualizar la energía esencial humana a fin de integrarse al *Dao*.

LOS PRINCIPIOS CORPORALES

Armonizarse con la Vía del Medio

Practicar Qi Gong es entrar en armonía con la Vía del Medio (*Zhong*, 中) ese espacio virtual en que los contrarios confluyen para generar las infinitas variaciones y transformaciones del universo. Es esposando el Medio o Invariable centro que el ser humano puede conectarse con las fuerzas cósmicas para regenerarse y realizar la humanidad que lleva en él.

Para los taoístas la Vía del Medio es la vía del no-actuar, de lo espontáneo y natural. El sabio que permanece en el Medio está sereno y tranquilo. Nada perturba su corazón. No se apega a emociones ni sentimientos. Su espíritu es como un espejo claro en el que las cosas se reflejan tal como son. Actúa sin imponer su voluntad, adaptándose al movimiento natural de las cosas. Así logra permanecer en el centro y el *Dao* puede manifestarse a través de él. Para los confucianos, el Medio es la vía de la rectitud, la equidad y la medida. La Vía del Medio tiene para ellos una connotación ética. A diferencia de los taoístas, no tratan de desapegarse de las emociones sino simplemente de mesurarlas. El ser humano es responsable, y su tarea es perfeccionar su naturaleza, naturalmente buena. «Caminar holgadamente permaneciendo en el *Dao* del medio, he ahí lo propio del Santo. Ser un hombre auténtico es escoger el bien y no abandonarlo.»[2]

Los pensadores chinos consideran el Medio como el gran fundamento del universo. El *Yin* y el *Yang* confluyen en él para engendrar las diez mil posibilidades de la forma y la vida. Lejos de representar un mero centro espacial, el Medio es una virtud dinámica y activa; representa el tercer elemento que posibilita la alternancia de los pares de opuestos *yin* y *yang* y, por lo tanto, el cambio y la mutación. Se halla presente en el cuerpo humano en forma del canal central de *qi,* que se prolonga del cóccix a la fontanela pasando por la médula. La práctica corporal aparece como una vía de realización a través de la cual el ser humano puede hallar su centro y actuar según el *Dao.*

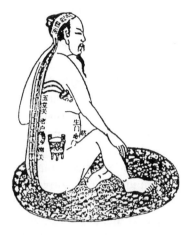

Figura E. *El canal central de* qi.

Enraizado en la tierra, el practicante de Qi Gong deja que el *qi* se abra paso a través de los canales energéticos, haciendo así su obra en él. A través de la acción del *qi* se modifican patrones físicos, energéticos e, incluso, psicológicos. Son esos *qi*, invisibles a la vista, en incesante circulación entre el Cielo, la Tierra y el Ser Humano, los verdaderos artesanos de toda transformación en el Qi Gong.

Dao, verticalidad y física newtoniana

Adaptándolos a un lenguaje occidental, podemos interpretar los conceptos tradicionales chinos a partir de la física newtoniana y, en particular, del postulado de la gravedad terrestre según el cual los cuerpos están sometidos a una fuerza que los atrae hacia el centro de la tierra haciéndolos pesados. Desde esta óptica, el cuerpo humano aparece como la expresión de la ley de la gravedad, como una memoria de la verticalidad. Si para los maestros taoístas se trata de hacer circular el *qi* a través del canal central, integrando términos de la física, el trabajo del Qi Gong se dirige a construir el eje central *(zhong zhu)*, es decir a inscribir la línea de la gravedad en la materia corporal.

El eje central atraviesa el medio del cuerpo pasando por el *dan tian*, el centro de gravedad corporal. El practicante trata de alinearse a ese eje, es decir, de adquirir la estática vertical correcta. Atraído por la gravedad, busca enraizarse en la tierra para estirarse hacia el cielo en una perfecta verticalidad. Debe sentir la fuerza de atracción terrestre y dejar que el cuerpo por sí mismo equilibre el peso. Debe relajar todas las tensiones, que en los occidentales suelen concentrarse especialmente en la parte superior –nuca, hombros y espalda–, de forma que el peso corporal caiga en los pies. Poco a poco el cuerpo se ajusta a la línea de la gravedad y el centro corporal –a menudo desplazado a lo alto del cuerpo– se sitúa en su justo centro, es decir, a nivel del primer *dan tian*, el centro básico de energía. Al ajustarse a la verticalidad, el cuerpo se abre a la circulación de la energía; los bloqueos que dificultaban el paso del *qi* se diluyen, las vías energéticas se liberan. La raíz del *qi* se sitúa en los talones, y a medida que se practica se prolonga hasta la fontanela, pasando por el cóccix. Con el tiempo, la corriente de *qi* se hace más amplia y vigorosa. El practicante entra en contacto con los *qi* del Cielo, la Tierra y la naturaleza.

El ejercicio de la verticalidad va más allá del plano físico o energético, implicando a la persona en su totalidad. Así, enraizarse no es sólo "sentir el *qi* de la tierra" o "respirar por el talón", es también estabilizar la mente y las emociones. Los maestros de Qi Gong conciben la construcción del pilar central como la adquisición de un auténtico eje de confianza; la verticalidad es para ellos el fundamento del equilibrio del ser.

Abrirse al *qi*

A medida que se practica Qi Gong, el cuerpo se abre progresivamente al *qi*. El ejercicio de la postura vertical permite alinear el cuerpo al eje Cielo-Tierra y reajustar el esqueleto, etapa básica para desbloquear las vías energéticas internas. El movimiento, la relajación mental y la acción del pensamiento ayudan a generar y hacer circular la energía.

El ajuste del esqueleto consiste en enderezar la armadura ósea y reajustar las distintas piezas que la componen a fin de crear aberturas que permitan la libre circulación del *qi*. Se trata de un ajuste muy minucioso que da lugar a microdesplazamientos óseos, imperceptibles a la vista pero capaces de modificar los modelos energéticos interiores. Implica principalmente la abertura interósea de las nueve articulaciones mayores: muñeca, codo, hombro, cadera, rodilla, tobillo, vértebras cervicales, torácicas y lumbares. «La ondulación melódica de las nueve perlas genera la libre circulación del *qi*», dice un viejo tratado de Qi Gong. Hay que conseguir relajar completamente esas articulaciones, pues cuando las tensiones se acumulan en ellas impiden la correcta circulación del *qi*. Cuando se liberan las tensiones, el *qi* circula con amplitud y suavidad. Primero hay que liberar los tendones, luego los huesos. Se empieza por las articulaciones del brazo, se sigue por las de la pierna y, finalmente, por las vértebras de la columna.

A medida que el *qi* circula por los meridianos principales y los millares de minúsculos canales se crean vibraciones y resonancias.[3] El *qi* anima el espacio interior haciendo vibrar a su paso cada pieza ósea. Cada hueso es contemplado como un elemento resonador que tiene como función producir una determinada vibración en esa orquesta armónica que es el cuerpo. «Un hueso es una bóveda acústica con un punto de apoyo en su interior que es el *qi*. Cuando inspiramos, el *qi* atraviesa las articulaciones y amplia el espacio resonador», por ello en el Qi Gong hay una lentitud, dice la maestra Wu Santaro. Existen zonas de resonancia particularmente vibrantes, que se conocen como los "catorce orificios resonadores", *shi si liao* (algunas de estas zonas coinciden con articulaciones). Son: el hombro, el húmero, el codo, la cadera, los cuatro orificios del sacro, el eje de la mandíbula, el seno maxilar, el nervio auditivo, el pliegue ocular, el labio superior y la punta de la nariz. El Qi Gong abre esas zonas a fin de que el *qi* circule por ellas. Uno de los lugares cruciales es el sacro, considerado por los maestros de Qi Gong como "la reja de ventilación de la casa" *(tong feng wang)*. Denominado *di gu* (hueso sagrado), es uno de los huesos más vibrantes del esqueleto. Sus cuatro orificios tienen como función el mantenimiento de la salud del cuerpo físico y energético.

Además de crear una circulación más fluida en el interior del cuerpo, el Qi Gong favorece el intercambio de *qi* con el exterior. Las principales vías de entrada y salida del *qi* son las fosas nasales y la boca, pero existen también otras puertas de energía. A lo largo del Vaso Concepción, se sitúan las llamadas "tres puertas o barreras anteriores": los tres *dan tian*. A lo largo del Vaso Gobernador, las "puertas o barreras posteriores": el punto *wei lu*, está situado en el cóccix, el punto *jia ji*, en la columna vertebral a la altura del plexo solar, y el punto *yu zhen*, en el hueso occipital. Al practicar los ejercicios, estas puertas se abren a la circulación energética. El *qi* circula a través de los dos canales principales siguiendo la llamada Órbita Microcósmica: se puede sentir cómo asciende por el Vaso Gobernador, atraviesa los puntos mencionados y llega a la coronilla, desde donde desciende por el Vaso Concepción hasta el *dan tian*. Otros puntos clave son el *bai hui*, en la fontanela, y el punto *hui yin*, en el perineo. A medida que se practica Qi Gong estas puertas van abriéndose y puede percibirse cómo la energía entra y sale a través de ellas. A un nivel muy avanzado se puede sentir el fluir del *qi* a través de los poros de la piel. El cuerpo está entonces completamente abierto y receptivo a esos soplos vitales que tejen el mundo natural.

Cultivar el cuerpo y el espíritu

En el Qi Gong no hay frontera entre lo físico y lo vibratorio, lo material y lo energético, lo corporal y lo espiritual. «A medida que se esculpe el cuerpo, se talla el alma», dice la maestra Kar Fung Wu Santaro. Esculpir el cuerpo es abrirlo a la resonancia y transparencia del *qi*, desarrollar las cualidades humanas. Al cultivar el *qi* se desarrollan emociones y virtudes como la serenidad, la generosidad, el entusiasmo, la claridad mental, la adaptabilidad o la dulzura.[4] La verticalidad de un cuerpo bien emplazado en el espacio es signo de enraizamiento del ser *(zi li)*. «La nobleza del ser humano se revela por su verticalidad», afirma Zhuang Zi.[5]

Desde la antigüedad los chinos establecieron una relación entre el cuerpo y la naturaleza humana. Meng Zi señalaba claramente la interrelación existente entre la circulación de *qi* y las cualidades que hacen humanas a las personas: «Lo que el hombre de bien considera como su naturaleza –la compasión, la justicia, el civismo, el discernimiento– toma raíz en el corazón, pero irradia a través del rostro, corre a lo largo de la espina dorsal y se distribuye en los cuatro miembros, los cuales, sin necesidad de discurso, lo dejan transparentarse».[6] Cuando el ser humano actúa en concordancia con su sentido del bien, con la virtud ética o rectitud moral, disfruta de una energía desbordante. Meng Zi la denomina *haoran zhi qi*. Por nutrirse de cualidades morales, es el *qi* más noble, el más puro, el más sublime. Es un *qi* inmenso y poderoso que se desarrolla cuando el ser humano sigue su *Dao* y perfecciona la parte más noble de su naturaleza, y se debilita cuando el comportamiento no se adecua con el corazón o el espíritu. Ello es una cuestión de voluntad. «La voluntad es el jefe del *qi*», dice Meng Zi.[7] Al cultivar la voluntad se cultiva el *qi*; y a la inversa, al cultivar el *qi* se cultiva la voluntad. Lo importante es tener un corazón firme e inquebrantable. Entonces ese *qi* maravilloso puede ponerse al servicio de los demás seres y llena el espacio entre el Cielo y la Tierra.

Siguiendo a Meng Zi, los neoconfucianos piensan que cultivar el *qi* es perfeccionarse. Dice Zhang Zai que cada ser humano recibe un *qi* particular *(qiping)* una disposición o configuración innata de *qi*, que explica las diferencias físicas, psicológicas y espirituales. La calidad de ese *qi* puede ser mejorada y transformada a través de la educación, la cultura y el esfuerzo moral. Cultivando el *qi* moral *(haoran zhi qi)*, se puede transformar el *qi* propio, purificarlo y unirse al Cielo. De ese modo, cualquier persona puede realizarse completamente y convertirse en un ser humano auténtico *(zhen ren)*.

Los taoístas alimentaban el principio vital a través de prácticas físicas y espirituales, que respondían al concepto "trabajo sobre el *qi*" o *qigong*. A través de ellas, trataban de preservar la energía esencial y sublimarla hasta lograr su quintaesencia, un *qi* puro, a la vez energía vital e influjo espiritual. A diferencia de los confucianos, el taoísta Zhuang Zi propone una manera de cultivar el cuerpo y nutrir el *qi*, desligada de connotaciones éticas. A través del desapego, de la acción espontánea y libre, el cuerpo se espiritualiza y puede entrar en fusión con el *Dao*. En el *Zhuang Zi* se menciona el ayuno del corazón *(xinzhai)*, que permite concentrarse y experimentar el vacío interior. El corazón es entonces un espejo en el que todas las cosas pueden reflejarse. A través de él, el hombre se comunica con el Cielo.

La abertura del corazón
En el pensamiento chino antiguo, el corazón *(xin)* es la sede de las emociones y del pensamiento. Para Meng Zi, es «una forma exclusivamente humana de sensibilidad, la facultad de sentir, de desear y de querer, pero también de pensar lo que es sentido, deseado, querido. Contrariamente a la distinción que el europeo suele hacer entre la cabeza, sede del pensamiento, y el corazón, sede de las emociones y las pasiones, *xin* es el órgano a la vez del afecto y el intelecto».[8] El *qi* del corazón es el más puro del cuerpo humano. Está considerado como la "maravilla de las maravillas del *qi* del hombre". Nutre la vida interior, y gracias a él se equilibran las pasiones, se logra la quietud y la serenidad necesarias para unirse al *dao*. En el corazón, el *qi* se manifiesta como vacío, por lo que aquél está en resonancia con todas las cosas. «El Universo es mi corazón y el corazón es el Universo», dice el neoconfuciano Lu Jiuyuan.[9]

En el Qi Gong, el corazón simboliza el centro del ser, el lugar en el que se cruzan la verticalidad y la abertura, el espacio y el tiempo. Corresponde al plexo solar, lugar en el que los *qi* celestes y terrestres se unifican, permitiendo la transmutación de la energía vital en esencia espiritual. En la cultura budista, *xin* es el espíritu, es decir, la naturaleza de Buda *(fo xing)* que hay en todo ser humano, lo absoluto. Su abertura se asocia a una transformación de la conciencia, a la experiencia de la *bodhi* o despertar.[10] El que ha experimentado la abertura del corazón vive en un estado de perfecta sintonía con los demás, con el mundo, en el don de amor. Desde este prisma, el Qi Gong es un camino de realización interior, una forma de responsabilizarse consigo mismo y la colectividad.

La búsqueda de la memoria embrionaria

Los taoístas creían que para lograr la inmortalidad había que construir un embrión de luz. En las prácticas del *shanq jing*,[11] una de las corrientes más importantes del taoísmo, el iniciado debía remontar el curso de la gestación y "volver al embrión". Emparentado con dichas prácticas, el Qi Gong es también un camino para retornar hacia esa memoria del origen. A este respecto, es significativo que una de sus antiguas denominaciones sea *tai xi*, que significa literalmente "palpitación del embrión". Mediante los ejercicios pueden recrearse algunos de los gestos realizados en el útero materno a fin de hallar la memoria de los *qi* que en el origen de la vida forman el cuerpo humano.

Por ejemplo, el gesto del cuadragésimo día[12] invoca la memoria del primer gesto realizado en el vientre de la madre, cuarenta días tras la concepción (véase ilustración 7). Según la embriología, esta fase del desarrollo corresponde al momento en que se forma el diafragma. Guiado por los *qi* que hacen su obra en él, el embrión despliega las extremidades superiores dando una mayor amplitud a la zona torácica y permitiendo la formación del diafragma. La tradición asiática da mucha importancia al cuadragésimo día, pues se dice que es el momento en el que el alma desciende de los planos celestes y atraviesa la fontanela de la madre para reencarnarse en el cuerpo. La medicina taoísta considera que marca el inicio de la gestación *(tai dong)*, el comienzo de la vida prenatal.

Rehacer el gesto del cuadragésimo día es entrar en sintonía con las fuerzas cósmicas que animan la vida humana, volver a ser ese receptáculo que un día fue el cuerpo en sus principios. El ejercicio del gesto en el Qi Gong es un modo de reavivar la memoria prenatal, de unir el mundo de la manifestación visible –el ahora, el gesto en el lugar en el que se practica– al mundo invisible –el gesto en el espacio uterino–. Esa memoria permanece en el cuerpo y la conciencia como un trazo indeleble. Memoria de lo invisible, de esos primeros *qi* de vida que en resonancia con el universo han compuesto la materia, la memoria embrionaria alberga todas las sensaciones vividas a lo largo de los nueve meses de gestación: la memoria del mundo acuático uterino, de la placenta y del rítmico batido de la sangre maternal, del silencio y la escucha, de los primeros gestos. El Qi Gong es un viaje de retorno hacia las primeras sensaciones de la vida, hacia la memoria de esos *qi* invisibles, que obran en el seno de la materia dándole forma y movimiento. Haciendo un paralelismo con la biología, podemos comparar el desarrollo embrionario tal y como es entendido por la tradición china con el proceso de división celular. El embrión es un tejido de *qi*, resultado de una intricada circulación de energías sutiles que se comportan siguiendo el modelo cosmogónico. Es una manifestación del *Dao*, una encarnación del inefable *Qi* primordial. En otros términos, es la expresión de un patrimonio genético, que inscrito en la espiral del ADN contiene la historia de la evolución humana. La embriología ha demostrado que el embrión humano se forma a partir de la recapitulación de las diferentes fases de la evolución de la vida. En un lapso de diez semanas el embrión reproduce más de quinientos millones de años de evolución. El ser humano es portador de esa memoria arcaica que traza los orígenes de la vida, fijada en la larga espiral del ADN. El objetivo del Qi Gong es hallar la palpitación embrionaria, dicho de otro modo, la memoria de la división y la diferenciación celular.

Según la embriología, los diferentes órganos se forman a partir de la división de unas primeras células que potencialmente son capaces de convertirse en las diferentes células especializadas de cada parte del organismo. Un buen número de esas células madre existe todavía en el adulto en diferentes tejidos de la piel, los huesos, los músculos, el hígado o la sangre. En la médula ósea hay también células que pueden potencialmente generar glóbulos rojos, glóbulos blancos o plaquetas. Es gracias a la presencia de células de este tipo que algunos órganos poseen una capacidad extraordinaria de regeneración. La purificación de la médula ósea es una de las técnicas más antiguas de Qi Gong y ha sido practicada en el seno de los monasterios chinos durante siglos. A través de ejercicios que combinaban la visualización y la respiración, los monjes sabían dirigir el *qi* hasta la médula a fin de regenerarla, mejorar la circulación sanguínea y alargar la vida.[13] La embriología moderna corrobora los principios de una antigua terapéutica.

La finalidad del Qi Gong es encontrar esa memoria prenatal, retornar hacia ese espacio-tiempo en el que el embrión aún no formado, lazo de unión entre el Cielo y la Tierra, se hallaba en contacto con el infinito. Acorde con el innominable *Dao*, con la fuente original de la que ha surgido el *Qi* primordial y todas las posibilidades de la vida. El Qi Gong se revela aquí como un camino para reanudar con las primeras sensaciones de la vida, con la memoria de ese viaje del alma a través de los planos celestes hacia la vida encarnada.

El retorno a la Unidad primordial

A través de la práctica corporal el ser humano puede retornar a la Unidad primordial de la que han surgido la multiplicidad de las formas y los seres. El retorno *(fan)* es una palabra clave del taoísmo. El practicante de Qi Gong, como el adepto de la alquimia interior, "vuelve a su casa", "se une al Origen uno y sin forma", según expresiones taoístas. «Los seres múltiples del mundo retornarán cada uno a su raíz.»[14] «El retorno es el movimiento natural del *Dao*», está escrito en el *Dao De Jing*.[15]

En ese camino de regreso a la fuente original, el *qi* desempeña un papel esencial. «Purificad vuestro cuerpo y retornad al *Qi* Uno. Purificad vuestro *qi* y volved al Vacío. Entonces os uniréis al *Dao*», decía Shangyang Zi.[16] Mediante el ejercicio corporal y respiratorio, el ser humano armoniza los *qi* que lo componen para realizar su unidad, espejo de la Unidad del origen primordial. Lao Zi lo expresa de este modo:

Da forma a tu alma para que se integre
en la unidad corporal a fin de abrazar el Uno.
Armoniza todas las energías
del ser profundo para llegar a
la fluidez vibratoria del recién nacido.[17]

En este texto, uno de los fundamentales en las enseñanzas de Lao Zi, podemos ver expresada la idea de un trabajo corporal. "Abrazar el Uno", integrar el *Dao*, es realizar la unidad en sí mismo, pues ésta se halla en correspondencia con el plano cósmico. Estamos ante un pensamiento que concibe la persona humana como un microcosmos. El espacio corporal, atravesado por un entramado complejo de *qi*, es el reflejo del espacio infinito. Volver al Origen es recobrar "la fluidez vibratoria del recién nacido", es decir, armonizar esa red de *qi*, vibraciones y resonancias que a imagen del universo dan vida al cuerpo interior. El recién nacido evoca un cuerpo en el que el *qi* es abundante y la fuerza vital está todavía intacta. Los taoístas utilizaron frecuentemente esta imagen pues para ellos representaba el ideal hacia el que el ser humano debía tender. Es significativo que en la escritura china, el ideograma *zi*, 子, represente tanto al niño como al maestro. Es más, en el chino antiguo dicho ideograma es la imagen de un bebé. El maestro es aquel que ha sabido retornar a esa condición original de la vida. El recién nacido se halla en contacto con el universo y por ello simboliza la naturaleza original.

Un solo gesto basta para englobar todo el Universo

El gesto permite al ser humano operar la unificación de los *qi* que lo componen. «Un solo gesto basta para englobar el universo», dice un principio del pensamiento y el arte chinos.[18] Expresión de los principios cósmicos, el gesto aparece como el puente de unión entre el ser humano y el universo, entre el mundo visible y el invisible.

La ejecución de un gesto simboliza un ciclo. Durante la fase de la apnea, es decir, entre la inspiración y la espiración, el *qi* recorre la totalidad del cuerpo energético, unificando los diferentes niveles de conciencia del ser profundo *(xing)*. Se unifica lo alto y lo bajo en el cuerpo, expresión del Cielo y la Tierra, así como los tres *dan tian*, manifestaciones del *Qi* primordial en el plano humano. A través de la apnea, el practicante recrea el Vacío Cósmico en el espacio corporal. Espacio regenerador por excelencia, el Vacío permite la circulación y transmutación de los *qi* vitales, siendo necesario a la obra transformadora del Qi Gong. El auténtico significado de la práctica aparece aquí con claridad: el ejercicio corporal no está solamente destinado a preservar la salud, asegurando la correcta circulación de los *qi* en el organismo humano, sino que garantiza un lazo más sutil pero no por ello menos fundamental: el lazo sagrado que une al ser humano con el universo.

Unificar y transmutar los Tres *Qi*
Para unirse al Origen hay que unificar y transmutar los tres planos de *qi* asociados a los tres *dan tian*. Esos tres *qi* –el *jing* (esencia vital,) el *qi* (energía), y el *shen* (espíritu o consciencia)– son la manifestación humana de los tres *qi* primordiales. Corresponden a la tríada cosmogónica Cielo, Tierra y Ser Humano. Denominados los Tres Tesoros *(San Bao)* o los Tres Orígenes *(San Yuan)*, son portadores de la semilla del *Qi* primordial.

La tarea para unificar esos *qi* –que Zhuang Zi llama «guardar el Uno» o «guardar los Tres Uno»–, consiste en purificarlos y extraer de cada uno de ellos la semilla primordial. A la inversa del proceso cosmogónico, en el que del sutil *Qi* del origen se derivan *qi* progresivamente más pesados y compactos, el camino de retorno se hace a través de la purificación de los *qi,* haciendo de los *qi* densos *qi* cada vez más transparentes y leves. De ahí que en la alquimia interior, la obra alquímica se inicie en el *dan tian* inferior, donde se sitúa el origen misterioso de la vida, y consista, en primer lugar, en purificar el *jing,* la esencia de vida contenida en los riñones que los taoístas comparan a una perla oscura que puede pulirse o a la luz que se esconde tras la oscuridad. El *jing* debe ser transmutado en *qi* y el *qi* en una emanación más sutil, *shen*, manifestación de la conciencia asociada al plano de la fontanela.

En su búsqueda del Origen, los taoístas buscaban el instante anterior al tiempo, el instante en el que de la nada primordial ha surgido el primer aliento de vida. Buscaban la raíz del mundo, el primer germen de luz aparecido en el seno de la oscuridad, el incipiente movimiento surgido de la quietud: la eclosión de la vida.

Si en la alquimia taoísta la raíz o el principio de la vida se asocia al primer *dan tian* o al espacio ubicado entre los dos riñones, donde se sitúa la "puerta de la vida", símbolo de la unión del *yin* y el *yang*, lo cierto es que parece no hallarse en ninguna parte. Li Daochun decía: «No se halla en ningún lugar del cuerpo. Y sin embargo no puede ser buscada en el exterior de él. Por ello el Santo la llama Centro».[19] Hecho a imagen del universo, el ser humano lleva en sí el Origen. La "Raíz del Caos", "el Valle del gran Vacío", el "Comienzo antes del Comienzo" se hallan en él. Para abrazar la Unidad primordial, se debe realizar la unidad en sí mismo. Unificar los *qi* es esposar la Unidad esencial de la vida. «No hay en el universo entero más que un solo y único *Qi*», decía Zhuang Zi.[20]

LAS ETAPAS MÁS IMPORTANTES DEL TRABAJO CORPORAL

El equilibrio bípedo y la construcción del eje central

Uno de los principales objetivos del trabajo corporal es el dominio del equilibrio bípedo y la construcción del eje central, *zhong zhu* (o eje vertical).

La adquisición de la postura erecta ha sido crucial en el proceso de evolución humana pues ha permitido la liberación de las manos, el desarrollo del cerebro y una mayor independencia espacial. A través de la adquisición de esta postura, el ser humano ha descubierto las leyes de la gravedad que gobiernan su equilibrio fundamental, haciéndose consciente del estiramiento entre cielo y tierra, inscribiéndose mejor en el espacio y disminuyendo el miedo arcaico al mundo exterior. La práctica del Qi Gong tiene como finalidad la búsqueda de esa verticalidad que caracteriza al ser humano y que está lejos de haber llegado a su perfección. De ahí, el sentido de ejercerla y mejorarla.

El enraizamiento vertical

El enraizamiento vertical *(cha gen)* es una de las primeras etapas en la búsqueda del eje central. Consiste en hallar los puntos de apoyo fundamentales del edificio corporal mediante la plantación del pie. «Un viaje de mil kilómetros empieza por apoyar el pie en el suelo», decía Lao Zi.[21]

El enraizamiento es tanto un trabajo óseo como energético. Exige un ajuste muy preciso de las piezas óseas que forman el pie. Los ejercicios se orientan principalmente a centrar el arco plantar, individualizar las distintas piezas, relajar el tobillo, hallar la movilidad del astrágalo y reforzar el calcáneo, uno de los huesos más estables y complejos del esqueleto. El reajuste del pie a través de la postura vertical estimula el *qi* que circula a través de los veintiséis canales energéticos que terminan en él.

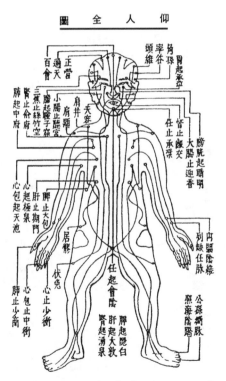

Figura F. *Los veintiséis canales de* qi *que componen la memoria de la verticalidad.*

El pie actúa como una ventosa que aspira el *qi* de la tierra. El *qi* entra a través del llamado "manantial de burbujas", –una de las puertas de energía situada en la planta del pie–, asciende por el tendón de Aquiles y se extiende por el resto del cuerpo. En los templos budistas del sur de China, los candidatos que deseaban convertirse en maestros de Qi Gong debían pasar una prueba que mostrara su fuerza de enraizamiento. Se les empujaba vigorosamente intentando desplazarlos de sitio. Debían permanecer en el lugar sin moverse, inamovilidad que se atribuía al contacto del pie con los *qi* de la tierra. Según la tradición del templo de Shaolin, se podía llegar a sentir el *qi* a seis metros bajo tierra. El cuerpo se arraigaba al suelo como un imán.

El talón, plataforma del ser

El apoyo del talón (*ya zhong*) es la base de la construcción de la verticalidad. A través del ejercicio de la postura vertical, el practicante deja caer el peso del cuerpo en el borde del talón. Debe apoyarse sobre dos puntos importantes de la circulación del *qi*, creando un estiramiento hacia el interior. Este apoyo da al cuerpo una gran estabilidad.

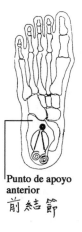

Punto de apoyo
anterior
前結節

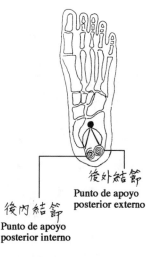

後外結節
Punto de apoyo
posterior externo

後內結節
Punto de apoyo
posterior interno

Figura G. *El apoyo del talón.*

El talón refleja la salud física y energética así como la estabilidad psicológica y emocional. Según la tradición taoísta, es la plataforma del ser. «Un hombre que tiene confianza en sí mismo sitúa la raíz del *qi* en los talones, un hombre descentrado respira por la garganta», decía Zhuang Zi, discípulo de Lao Zi, en el siglo -IV.[22] En la China tradicional el pie ha sido durante siglos uno de los elementos importantes de la lectura corporal. Las mujeres casaderas observaban el pie de los hombres para medir su valía, y el público que acudía al teatro chino se fijaba en los pies del actor para juzgar sus dones: el talón indicaba el contacto con la escena y, consiguientemente, el talento para encarnar un papel.

Enraizarse no es sólo absorber el *qi* de la tierra también es aprender a ocupar el espacio, aprender a conocerse a sí mismo. El contacto del pie con la tierra revela el contacto con la realidad y la capacidad de asumir las propias responsabilidades. La solidez del pie se asocia a la confianza y a la claridad mental. Mientras no se ha reajustado el talón, mientras éste no reposa sin tensión sobre el suelo, no hay capacidad de resolución o de acción. «Los problemas se me pegan a los talones», dice una expresión china que refleja bien la correlación entre cuerpo y mente. Estamos ante un pensamiento que establece paralelismos entre la dimensión física y la dimensión psicológica de la práctica corporal. El reajuste del pie, principio de la construcción de la verticalidad, es el punto de partida de toda transformación interior. Lao Zi lo expresa así:

El árbol que puedes abrazar
nace de una semilla minúscula.

Una torre de nueve plantas
se asienta primero en el suelo.

Un viaje de mil kilómetros
empieza por apoyar el pie
en el suelo.[23]

El ajuste pelviano y la estabilización del primer *dan tian*

Otra etapa importante en la construcción de la columna de *qi* es el ajuste óseo de la pelvis y la estabilización del *qi* del primer *dan tian*. La estructura pelviana debe alinearse con el eje vertical de manera que el *qi* circule sin encontrar obstáculo, y el centro de gravedad corporal debe situarse en el primer *dan tian,* signo de un cuerpo equilibrado y correctamente emplazado en el espacio. Hay que centrar la punta del cóccix, considerado la "brújula interior". Además, lo tejidos que unen el hueso iliaco al sacro deben relajarse y extenderse para crear un espacio de abertura al *qi*. El ilion, llamado "el abanico de la emperatriz" en la terminología de la medicina china, debe palpitar, señal que el tejido que lo une al sacro se ha liberado de tensiones y ha recuperado su elasticidad natural, lo que permite el paso del *qi*. Las caderas deben reajustarse, particularmente la cadera derecha. La cabeza del fémur suele estar desajustada a causa del nacimiento, lo que puede ser causa de roturas y es la razón por la que muchas personas caminan con el pie derecho más salido que el izquierdo.

En el Qi Gong se practica una postura característica de la tradición budista que permite ajustar la cadera derecha y el eje sacrolumbar. Existen algunas representaciones orientales, chinas e hindúes en su mayoría, de la figura del *bodhisattva* en esta postura (véase ilustración 12). Mientras la pierna izquierda está apoyada en el suelo, la derecha está flexionada. Esta posición estimula dos puntos de apoyo vibratorios muy importantes, creados al principio de la vida embrionaria (véanse ilustraciones 13 y 14). Uno de ellos está situado en la cara interna de la rodilla. Se denomina *xue hai* (el mar de sangre) y su función es regular la circulación de la sangre. El otro, denominado *qi hai* (el mar de *qi*), se sitúa a tres dedos bajo el ombligo y es un punto clave en acupuntura para la tonificación del *qi* del primer *dan tian*.[24] Estos dos puntos se hallan relacionados entre sí en una dinámica antagonista, como un intervalo musical. Al estimular uno, se estimula el otro.

La tradición occidental parece también haber prestado atención a esos puntos energéticos. Un detalle de *El jardín de las delicias* de

El Bosco muestra a Adán y Eva en el interior de una esfera transparente (véase ilustración 15). Eva coloca su mano sobre la rodilla derecha de Adán, tocando con el pulgar ese punto que la medicina china denomina *xue hai*, (el mar de sangre). A su vez, Adán coloca su mano sobre el *dan tian* de Eva, en esa región clave donde se sitúa "el mar de *qi*". Diferentes esferas de color rojo parecen evocar el campo de cinabrio o primer *dan tian*.[25]

Imágenes anatómicas y símbolos chinos

Compuesta por el hueso sacro, el cóccix y los dos huesos iliacos, la pelvis es denominada en chino *gu pan*. Los maestros de Qi Gong la consideran la "muralla protectora del *dan tian*". Mientras la pelvis de una mujer es concebida como un caldero alquímico pues es portadora de vida (véase ilustraciones 16 y 17), la pelvis de un hombre se halla representada por la imagen de la mariposa. «El aleteo de la mariposa cambia el orden del mundo», dice un viejo dicho de la sabiduría médica china. Para los chinos la manera en que un hombre hace respirar su pelvis, tal el sutil aleteo de la mariposa altera las capas del aire, modifica la vida de las personas que le rodean.

Los maestros de Qi Gong afirman que la activación del primer *dan tian,* considerado el segundo cerebro o cerebro profundo, da acceso al conocimiento innato que subyace en uno mismo. Es el lugar por excelencia donde se guarda y conserva el *qi*, principio de vida que pone en relación todas las cosas del universo, intermediario entre el Cielo y la Tierra, entre la materia y el espíritu. Entrando en contacto con el *qi*, haciendo uno con él, el ser humano se comunica con los diez mil seres, entra en armonía con la naturaleza y el *Dao*. El *qi* es el fundamento de la existencia, el movimiento y la sabiduría. Porque en su seno se halla el *qi*, el ser humano puede acceder a él y, a través de él, a todas las cosas. Una vez más el pensamiento chino muestra las correspondencias existentes entre el plano de la materia y el plano de la consciencia, entre el mundo palpable y el mundo del espíritu.

La ampliación de la capacidad del diafragma

El diafragma *(ge)* está considerado como el director de orquesta del *qi* interno. Además de dirigir el movimiento respiratorio, coordina los ritmos de los órganos, las vísceras y las articulaciones y armoniza el movimiento circulatorio de todas las energías corporales. Como la línea del ecuador, separa la parte superior del cuerpo, asociada a los *qi* celestes, de la parte inferior, asociada a los *qi* terrestres. Separa el consciente del inconsciente. Los chinos lo llaman "la cometa azul", pues lo asocian al aliento de vida, al soplo vital que se eleva hacia el cielo azul (véase ilustraciones 18 y 19).

El diafragma de los occidentales suele estar muy tenso a causa del estrés y otras tensiones que disminuyen la capacidad pulmonar, además de afectar el equilibrio armónico de los *qi* corporales. Los ejercicios corporales ejecutados en sincronía con la apnea refuerzan la elasticidad del músculo del diafragma y permiten recuperar una respiración amplia. Se considera que en un buen movimiento respiratorio la fase de espiración dura dos o tres veces más que la de inspiración. Una buena respiración permite una buena circulación del *qi* a través de todo el cuerpo.

La abertura de la fontanela

La fontanela *(bai hui)* es el lugar donde se reúnen los cien pulsos del cuerpo y el lugar de contacto con los *qi* del universo cósmico. Es ahí donde se sitúa el tercer *dan tian*, asociado al *shen*, el espíritu. Al nacer, este espacio membranoso está abierto y es por él que el espíritu se introduce en el cuerpo. En los primeros años de vida, la fontanela permanece abierta por lo que el ser humano sigue en contacto con el *Dao*. Cuando se cierra completamente, ese contacto se interrumpe. A través de la práctica del Qi Gong se puede volver a abrir la fontanela y hacerse receptivo a las energías cósmicas. Los taoístas y los monjes budistas practicaban técnicas que permitían elevar el espíritu con el fin de lograr la iluminación y escapar al ciclo de las reencarnaciones. El desarrollo del tercer *dan tian* era la última etapa, una vez se había logrado potenciar los otros *dan tian*. Después de purificar la esencia *(jing)* y de convertirla en energía *(qi)*, la energía era transformada en espíritu *(shen)*.

EL EJERCICIO DE QI GONG: POSTURA, MOVIMIENTO Y RESPIRACIÓN

En Qi Gong, las posturas se combinan con los ejercicios respiratorios y los movimientos gestuales. El movimiento externo es la expresión de la circulación del *qi*. Si los debutantes tienden a ejercitarse de una forma voluntariosa y muscular, en la práctica avanzada es el *qi* el que guía, el que anima el movimiento gestual. Cuerpo, energía y espíritu son uno solo. Las posturas estáticas y las formas dinámicas se practican como una vía para abrirse a la sensación y al conocimiento de ese patrón invisible que es el *qi*. «Para atrapar el pez –decía Zhuang Zi– se emplean las redes, pero una vez el pez ha sido atrapado los hombres olvidan las redes.»[26] El pez en el Qi Gong es la energía y la conciencia, y la red los ejercicios corporales. Éstos son un medio para transformarse física y espiritualmente.

A través del ejercicio de Qi Gong se absorbe y acrecienta el *qi*. Se armonizan los *qi* internos con los *qi* externos que penetran en el cuerpo al inspirar, se absorben *qi* nuevos y se expulsan *qi* usados. Se nutre el cuerpo y el espíritu. «Los que absorben el *qi* gozan de una vitalidad más sutil, ganan en longevidad y refinamiento», dice el Huainanzi.[27] Al aquietar la mente, la respiración se hace más profunda, el cuerpo se distiende y se abre a la energía que lo envuelve. Como el guijarro al caer en las aguas serenas del lago, la quietud se propaga como una onda que irradia sus efectos benéficos por todo el organismo. El *qi* puede entonces fluir libremente eliminando los *qi* estancados, irrigando los órganos, los tejidos y las células y estimulando asimismo la circulación de la sangre.[28] Los ejercicios favorecen la economía de energías y el fortalecimiento de la salud.

Practicar Qi Gong es entrar en un estado de sosiego interior, sentirse vinculado a la naturaleza. Es volver la mirada hacia el interior, dejar fluir el gesto espontáneamente. El espíritu guía el *qi* y el *qi* anima el movimiento. El practicante puede prestar atención hacia sus sensaciones y al mismo tiempo sentir el calor del sol, un soplo de aire que se levanta: experimenta la unidad esencial de todas las cosas. Cada persona tiene una manera de hacer Qi Gong. Algunos maestros dicen que el Qi Gong no puede enseñarse. Cuentan que Lao Zi dijo a unos de sus discípulos que ya había aprendido suficiente y podía regresar a su casa. Al cabo de un tiempo, y habiendo olvidado cómo hacer los ejercicios que le habían enseñado, el discípulo fue a ver a su maestro con la esperanza de que éste lo acogiera de nuevo. Sin embargo, Lao Zi le ordenó que se fuera. Un día, el discípulo recordó los ejercicios y fue a ver a su maestro para darle la noticia. Lao Zi le ignoró. Triste, el discípulo volvió a su casa. Esta vez, empezó a hacer sus propios movimientos. Cuando fue a ver a Lao Zi, éste le felicitó. Por fin había comprendido la esencia del Qi Gong.

Las posturas o formas meditativas

Los chinos dicen que en el seno de la inmovilidad hay el germen del movimiento. En el seno del Vacío surge el Lleno. Éste es el principio del Tai Ji, la alternancia de las dos energías básicas, *yin* y *yang*. La práctica de la inmovilidad es un ejercicio básico ya se practique en la postura de pie, en la postura sentada o en otra diferente. El practicante se fija en una posición. Quieto y relajado, siente cómo el *qi* empieza a abrirse camino en el interior. Cuanto más se relaja, más *qi* circula. Su cuerpo es un eje entre el Cielo y la Tierra.

La postura de pie
    La postura de pie *(zhan zhuang)* es el ejercicio principal del Qi Gong; consiste en permanecer simplemente derecho, los pies paralelos y bien anclados sobre el suelo, cuidando que la separación de los pies sea equivalente a la distancia de los hombros. La espalda está erguida, la nuca estirada y el mentón ligeramente entrado. Los hombros están relajados, los brazos caídos, las manos a la altura de la costura del pantalón. La pelvis está basculada hacia adelante

para no bloquear el flujo energético en la zona lumbar. La punta de la lengua se apoya en el paladar para cerrar la llamada Órbita Microcósmica formada por el circuito de los dos canales principales.[29] El peso debe estar perfectamente repartido en cada pie y situarse en el borde del talón. El conjunto da la impresión de armonía, de tensión justa y relajación. Hay verticalidad sin rigidez.

En un estado de quietud, el practicante se adentra en las sensaciones corporales a partir de las cuales va a ir reajustando progresiva y minuciosamente todo el edificio corporal. Imagina una línea vertical que recorre el medio del cuerpo desde la fontanela al punto equidistante entre los pies pasando por el primer *dan tian*. Deja que la fuerza de la gravedad opere en él, sin oponer resistencia. Se relaja prestando atención a las zonas que suelen estar tensas: mandíbula, caderas, rodillas, codos y otras articulaciones. Puede tensarlas un instante y seguidamente distenderlas. Puede imaginar un líquido que va arrastrando las tensiones a medida que circula desde lo alto del cuerpo. La respiración es tranquila. Un estado de relajamiento profundo surge. El *qi* se activa en el interior, fluyendo a través de los canales y liberando los obstáculos que impiden su paso. Los taoístas describen este proceso como "sacar las piedras del río para que el agua cante".

Poco a poco el cuerpo va encontrando por sí mismo la estática vertical correcta. Una columna de *qi* o eje central *(zhong zhu)* empieza a desarrollarse entre los talones y la fontanela. El cuerpo se parece entonces a una plomada o a un árbol cuyas raíces se adentran en la tierra mientras sus ramas se elevan hacia el cielo. Es imantado por la tierra y aspirado por el cielo. Al descender el peso a los talones, al enraizarse en el suelo, la parte superior del cuerpo se libera de sus tensiones y bloqueos, aligerándose. Los pies se hunden en la tierra, la coronilla empuja el cielo. Paulatinamente, nos vamos ajustándonos a la verticalidad. Cerramos los ojos, aquietamos el corazón y nos dejamos envolver por el *qi*.

Ésta es la postura básica para el mantenimiento de la salud. Al permanecer inmóviles, en la postura correcta, el *qi* empieza a circular en el interior. El solo hecho de mantenerse erguido, de dejar

caer el peso en los talones, permite una relajación profunda del diafragma, lo que aumenta la capacidad respiratoria. Con el tiempo,
este ejercicio permite la eliminación gradual de las tensiones físicas y emocionales acumuladas. Se considera que un adulto precisa
cuarenta y cinco minutos para instalar la verticalidad, mientras que
a un niño le bastan unos veinte minutos. Cuanto más se practica
esta postura, más se despejan las vías energéticas y más aumenta
el caudal interior de *qi*. El calor puede sentirse en las manos que
parecen hincharse por el efecto de la energía. Bien emplazado en
el espacio, el practicante se abre a las energías de Cielo y la Tierra.

El eje oblicuo
    A partir de la postura derecha, el practicante se inclina hacia
adelante en un eje oblicuo *(xie zhan zhuang)*. Sin mover los pies
del suelo, el peso del cuerpo se desplaza desde el borde del talón
hacia otro punto de apoyo situado en el vértice que forman el dedo
gordo y el contiguo. Este espacio corresponde a un importante
punto de acupuntura llamado *tai chong,* que regula el hígado. Al
ejercer una presión sobre él, se desarrolla el *qi* de ese órgano, pueden liberarse las toxinas acumuladas en él, limpiar la sangre y fortalecer el sistema inmunitario.

    En el pensamiento chino, el hígado *(gan)*[30] está asociado a la
consciencia y al desarrollo de las cualidades humanas. Por ello los
maestros de Qi Gong consideran el eje oblicuo como uno de los
ejes más luminosos del cuerpo humano. Esta postura contribuye al
equilibrio interior. Si el eje central encarna la estabilidad y la confianza en sí mismo, el eje oblicuo encarna el dinamismo, la generosidad y el altruismo, el don desinteresado hacia los demás.

    Es una postura difícil que requiere que los tendones sean flexi-
bles y el apoyo del pie sea sólido para no perder el equilibrio y poder inclinarse hacia adelante. La estabilidad de esta postura depende de la separación del dedo gordo, asociado al cerebro. Cuanta
más separación, más fuerza de apoyo puede ejercerse. El eje oblicuo es un movimiento natural del cuerpo humano aunque, a veces,
para ejecutarlo uno se sirva de un bastón, como ese joven pastor de

Auvergne que escruta algo al borde de un acantilado (véase ilustración 10). Es aconsejable practicar el eje oblicuo una vez se ha avanzado en la postura vertical, durante un mínimo de quince minutos. Puede lograrse una inclinación de cuarenta y cinco grados tras mucho entrenamiento.

La postura sentada

La postura sentada *(zuo chan, zazen* en japonés) es la base del Qi Gong budista. Sentados con las piernas cruzadas en la posición

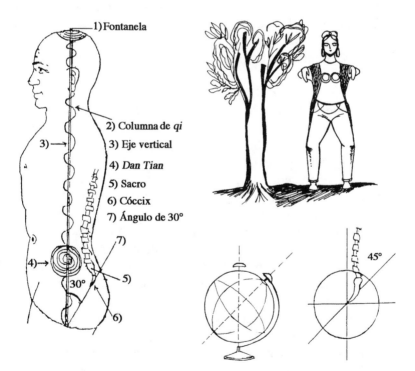

Figura H. *Esquema postura vertical.*   **Figura I.** *Postura del taburete invisible.*

del loto, nos concentramos en la respiración; dejamos que los pensamientos fluyan y se desvanezcan por sí mismos. Podemos entonces experimentar la unidad esencial de las cosas, imperceptible para la conciencia ordinaria.

La columna vertebral debe permanecer erguida, los hombros relajados, la nuca estirada, el mentón ligeramente entrado. La cabeza empuja ligeramente hacia arriba al mismo tiempo que el cuerpo toma apoyo en el suelo. La lengua está apoyada en el paladar. La pelvis está basculada hacia adelante.

Sin sentarnos en la postura del loto, podemos bascular la pelvis hacia delante a partir de la postura derecha. Al mismo tiempo, flexionamos ligeramente las rodillas como si nos sentáramos en un taburete invisible. Debemos cuidar de estirar la zona sacrolumbar a fin de activar el punto *ming men*, llamado la puerta de la vida, que se sitúa entre la segunda y la tercera vértebra lumbar en el Vaso Gobernador. Es un punto clave para abrir el cuerpo a la circulación del *qi*.

En la postura derecha, el cóccix se halla a treinta grados respecto al eje vertical del cuerpo (figura H). En la postura del loto, o en la postura del taburete invisible, el cóccix se inclina formando un ángulo de cuarenta y cinco grados, recreando así el equilibrio del globo terrestre (figura I); su extremo toca entonces la base de la columna central de *qi (zhong mai)* activando el primer *dan tian* y estimulando la circulación del *qi* desde la punta del cóccix a la fontanela.

El ajuste correcto de la pelvis, en las posiciones descritas, tonifica los riñones y mejora la circulación de la sangre, transmitiéndole un movimiento dinámico y regular. Favorece la oxigenación del organismo y la eliminación de toxinas, impidiendo así el envejecimiento precoz de las células. Además produce un relajamiento del diafragma y de las tensiones emocionales que se acumulan en el plexo solar.

Hay muchas imágenes de la tradición oriental que ilustran la estabilización y dilatación del primer *dan tian* en la postura sentada. Así, una pequeña figura femenina de la dinastía Tang (véase ilustración 9) resalta la abertura de las caderas y perfila el primer *dan tian* a través del porte del halda. La solidez de las piernas acentúa la sensación de asiento y solidez que emanan de la figura. Al mismo tiempo, la grácil caída de los hombros da una sensación de relajamiento, de levedad. La verticalidad del torso, la cinta que cae por el centro del abdomen, la majestuosidad del conjunto, nos sugiere que la figura está animada por un centro invisible.

La respiración
Antiguamente, los maestros chinos colocaban una pluma bajo los orificios nasales del alumno para comprobar el estado de su respiración. Si la pluma no se movía significaba que el alumno había armonizado su respiración, que se hallaba en sintonía con la sutil respiración de los cien mil seres, con la inmensidad del universo. Sereno y relajado estaba en el camino del *Dao*.
La respiración en Qi Gong es regular y sosegada. Al permanecer en la postura justa, el diafragma se relaja y la respiración se hace profunda y sin esfuerzo. Los ejercicios respiratorios permiten regular y acumular el *qi,* armonizan la circulación de la sangre y serenan el espíritu. La respiración debe estar siempre en sincronía con los movimientos que se ejecutan. Se vuelve lenta, fina, profunda y tranquila.

La respiración abdominal
Una respiración profunda parte del abdomen, no del pecho. Al inspirar, el músculo del diafragma desciende dejando libre un espacio interior y la pared abdominal se expande hacia afuera; el aire fresco entra llenando los pulmones y oxigenando el organismo. Al espirar, el abdomen se contrae y el diafragma vuelve a subir, expulsando el aire. El diafragma, al descender, crea una presión interior que impulsa la circulación de la sangre y proporciona un masaje a los órganos internos.
En la respiración abdominal inversa el movimiento abdominal es al revés: de manera voluntaria se contrae el vientre al inspirar y se dilata al espirar. Esta técnica crea una presión adicional en el

abdomen que da un vigoroso impulso a la circulación sanguínea a través de la vena cava, ayudando al corazón a bombear la sangre. Se recomienda a las personas sedentarias. Es aconsejable cuando hay perturbaciones del sistema digestivo y también cuando la mente está muy agitada. La respiración abdominal puede acompañarse de determinados movimientos del sacro, que activan el *qi* del primer *dan tian.* El movimiento del dragón consiste en hacer oscilar el sacro adelante y atrás. El movimiento de la serpiente consiste en realizar círculos horizontales. Estas técnicas tienen como objeto conducir la energía de los riñones hacia el primer *dan tian,* y con la práctica permiten la abertura del perineo y la consiguiente conexión de los dos meridianos principales, el Vaso Gobernador y el Vaso Concepción, que se unen en el perineo. Los niños respiran naturalmente por el abdomen pero, poco a poco, con la edad, este movimiento se atrofia, con lo que la circulación energética se va ralentizando y obstruyendo. Los ejercicios abdominales bombean el *qi* estancado y estimulan la circulación general del *qi* a través de los diferentes canales.

La respiración nasal con báscula pelviana
La fase de inspiración debe ser profunda y consciente. Se inspira lenta y profundamente por la nariz, como si se inhalara un perfume, se retiene el aire y luego se espira presionando sobre el vientre. Al inspirar se bascula la pelvis y la punta del cóccix hacia adelante, movimiento que ayuda a activar la circulación del *qi* y a oxigenar completamente el organismo. Se trata de coordinar la respiración fisiológica del músculo del diafragma, activada por la inspiración nasal, y la dilatación del *qi* del primer *dan tian,* estimulada por la báscula pelviana. Al inspirar se crea una línea de fuerza invisible entre el cóccix y la nariz, una especie de cuerda, de arco o resorte energético. Ésta resulta de la articulación de la fuerza centrípeta generada por el movimiento de la pelvis y la fuerza centrífuga generada por el movimiento ascendente del aire que entra por la cavidad nasal. Con la práctica, el *qi* concentrado en el primer *dan*

tian pasa al cóccix, se precipita hacia el diafragma, atraviesa el punto *yu chen* situado en el hueso occipital y llega a la coronilla desde donde desciende de nuevo al *dan tian*. De ahí, vuelve al cóccix, que lo impulsa de nuevo en un movimiento cíclico. El ejercicio de esta respiración abre progresivamente el cuerpo al *qi*, ayuda a eliminar las toxinas acumuladas y fortalece el diafragma. A la larga, la capacidad respiratoria aumenta y el tórax se dilata.

La apnea
        Una manera de practicar eficazmente Qi Gong es realizar los movimientos durante la fase de apnea. Los maestros de Qi Gong pueden permanecer largo tiempo sin respirar pero a los principiantes se aconseja descomponer las secuencias en varias fases. Se inspira al iniciar un movimiento y se espira al finalizarlo, antes de encadenar uno nuevo o de cambiar de dirección. Conviene no forzar. Cuando la respiración es profunda, la suspensión del aliento se produce de manera natural. Durante la apnea, el *qi* sigue su recorrido a través de los canales energéticos, irrigando órganos y vísceras, ayudando a oxigenar el organismo y a depurarlo de toxinas. Cuanto más se prolonga, más impulso se da al *qi*. La apnea refuerza la elasticidad del diafragma y aumenta la capacidad respiratoria. Amplifica el *qi* y la fuerza vital.

La respiración anal
        La respiración anal *(ti gang)* forma parte de los principios de base de la meditación budista, llamada *zuo chan* en chino. Los monjes budistas solían describirla como "el ascenso y el descenso de un cubo de agua del fondo de un pozo", *da jing shui*. El fondo del pozo simboliza el mar de *qi* o primer *dan tian*; y el agua, el *qi* concentrado en él. Era tradicionalmente utilizada en las artes marciales y por eso se la denomina la respiración marcial. También recibe el nombre de inspiración del perineo.
        De pie y tras haber basculado la pelvis hacia adelante, se inspira al mismo tiempo que se tira hacia arriba del músculo anal. Al inspirar se contrae voluntariamente la cavidad abdominal, lo que genera

una presión interior que trata de salir por los tejidos blandos del suelo pélvico. Al cerrar el esfínter anal, el *qi* inspirado, sometido a dicha presión, bombea con fuerza la circulación sanguínea y produce un efecto de masaje en los órganos internos. El *qi* recalentado por la presión abdominal asciende hasta el corazón y los pulmones; la sangre, que sigue el mismo camino, se oxigena. Al exhalar, se relaja el abdomen y el músculo anal. Este ejercicio oxigena el sacro y fortifica los músculos abdominales que forman una muralla protectora del primer centro vital, el *dan tian*, situado a tres dedos bajo el ombligo. Se aconseja guardar la inspiración lo máximo posible para reforzar la elasticidad del diafragma. En la fase de espiración se exhala el aire al mismo tiempo que se relaja el músculo anal.

En la cultura china, la práctica de esta respiración tiene gran importancia, especialmente en la etapa de la pubertad. Tradicionalmente, se ejercitaba en los templos de los nueve a los catorce años. El púber debía realizar cada mañana cincuenta inspiraciones anales. Al inspirar, apretaba un paño situado a la altura de los riñones para reforzar la apnea e impulsar el *qi* pelviano hasta la fontanela. A medida que la capacidad respiratoria y el volumen interior de *qi* aumentaban, estrechaba más y más el paño alrededor de la cintura. Es de este uso que proviene el cambio de cinturón en las artes marciales. El ejercicio continuado e intensivo permitía que las energías vitales –el *jing*, esencia o esperma– fueran convertidas en una energía más sutil, en *shen*, espíritu. La transmutación de las energías internas era una condición necesaria para acceder a la vida adulta. El cuerpo debía ser preparado para poder asumir un papel responsable en el seno de la colectividad.

La sublimación de la energía vital se observa en la dilatación de los senos frontales (véase ilustración 20). Los chinos los denominan de manera coloquial "las protuberancias del guerrero" o "los soles de la compasión". Son signo de la abertura del cuerpo a la circulación del *qi,* de su espiritualización. En la iconografía cristiana se hallan también numerosas representaciones que muestran la dilatación de los senos frontales. Así, una imagen de san Nicolás la ilustra a través de dos zonas luminosas (véase ilustración 21).

En la tradición occidental, la espiritualización del cuerpo se halla representada por la transfiguración de Cristo. En algunos iconos de origen bizantino se muestra a Cristo ante una cruz de ocho direcciones (véase ilustración 22). En el pensamiento chino, las ocho direcciones *(ba gua)* son el símbolo por excelencia de la transmutación. Están presentes en el corazón del *qi*, 氣, el elemento que permite todas las mutaciones vitales. Son un modelo universal del cosmos y por ello se manifiestan en todos los planos de la vida: en las direcciones del espacio cósmico, la rotación embrionaria, los ocho canales maravillosos del cuerpo humano o el ideograma del arroz, 米, el cereal que sustenta la vida del hombre. Son el símbolo del infinito, símbolo del conjunto de múltiples formas que la vida puede tomar, del *Dao*. El cuerpo glorioso de Cristo, símbolo cristiano del don incondicional de amor por la humanidad es, a la luz de los principios corporales, una ilustración de la transmutación de la materia en espíritu. Budismo y cristianismo aparecen como dos formas culturales a través de las cuales una misma memoria ha sido preservada: la memoria universal del *qi*.

Movimientos, gestos y Mudras

> *"Ahí donde va el movimiento, va el qi, va la consciencia*
> *y la presencia es"*
> Principio de Qi Gong

Movimiento e inmovilidad son los dos principios que alternan la práctica del Qi Gong. Una vez alineado el cuerpo en relación con el eje vertical, se ejecutan las secuencias dinámicas. La raíz del *qi* está en los pies, se despliega por las piernas, es controlada por la cintura y se expresa en los dedos de la mano. La justeza de la postura asegura la circulación fluida del *qi*. Los movimientos lentos y fluidos generan *qi* y favorecen su circulación a través de la extensa red de canales. Con el tiempo, se crea una intensa corriente.

Los gestos son muy variados y pueden encadenarse para formar secuencias de movimiento continuo. Lo importante es entrar en la corriente de energía-conciencia, que es la esencia de este arte corporal, ejercitarse abandonándose al movimiento que surge, acogiéndolo, dejando que aflore y que nos conduzca a otro. Es así como se crearon las distintas formas de Qi Gong o las secuencias de Tai Ji. No hay una estructura o sucesión de gestos fragmentados sino un sutil encadenamiento de movimientos que forman una unidad. Los maestros de Qi Gong realizan los ejercicios en un excepcional estado de serenidad y concentración. El cuerpo está relajado y a la vez está firme; es suave y flexible. Los movimientos son continuos y armónicos, parten del justo centro. Se ejecutan muy lentamente siguiendo el ritmo pausado de la respiración, encadenándolos como si se tratara de una meditación en movimiento.

La oscilación y el balanceo

Tras el ejercicio de la postura vertical, se puede practicar la oscilación y el balanceo lateral de las caderas. La oscilación consiste en moverse hacia adelante y hacia atrás sucesivamente, pasando de la posición vertical al eje oblicuo y desplazando el peso del cuerpo del borde del talón a ese otro punto de apoyo situado en el espacio interóseo entre el dedo gordo del pie y el otro dedo de al lado.[31] El cuerpo oscila, sin hacer ningún esfuerzo, como una rama de árbol mecida suavemente por el viento. El eje oscilatorio implica el estiramiento dinámico de los extensores del pie a partir del apoyo del talón, que da el empuje hacia el dedo gordo. Este ejercicio se hace siguiendo un ritmo a dos tiempos, beneficioso para el corazón y para la reconstrucción del equilibrio corporal. El balanceo lateral de las caderas sigue también el ritmo binario y ayuda a liberar esa zona crucial que une la parte inferior del cuerpo con la superior. Estos movimientos ayudan a abrir el punto *hui yin*, situado en el perineo; se trata de uno de los puntos más importantes pues de su abertura depende la de otros puntos. Los alquimistas lo denominan el horno, el punto en que se enciende el fuego. Asimismo, estos ejercicios activan el *dan tian* y el punto del *ming men*, la puerta de la vida, generando una corriente de *qi* y una sensación de calor.

El gesto del cuadragésimo día
Llamado "instante del cuadragésimo día", *sheng ming de hu huan*, este gesto rememora el primer "gesto" de la vida humana, es decir, el primer movimiento de los miembros superiores realizado por el embrión en el cuadragésimo día de su vida, momento en que se forma el diafragma y que los budistas asocian a la reencarnación del alma. De pie, flexionamos ligeramente las rodillas y basculamos el sacro hacia delante como si nos sentáramos en un taburete invisible. Inspiramos sintiendo cómo el aire crea un movimiento de expansión: las vértebras de la columna se estiran; las costillas, los omoplatos y las clavículas se abren creando un espacio interior. Durante la apnea dejamos que los brazos se levanten, impulsados por ese movimiento de abertura interior, lentamente, –como si unos hilos invisibles tiraran de los codos y las muñecas–, hasta quedar flotando en el aire. Las articulaciones de los brazos están distendidas, los codos quedan más abajo que los hombros y las muñecas. El *qi* asciende por la columna y se extiende a lo largo de los brazos hasta los dedos de las manos.

Este movimiento puede compararse con el gesto del tocador de clavicordio que se apresta a tocar. Puede ser más abierto o cerrado, cada persona lo hará a su manera, lo esencial es su continuidad. La muñeca debe quedar completamente relajada como en esa imagen de Mozart, sentado ante su teclado (véase ilustración 23): su mano derecha, delicada y translúcida, toca apenas las teclas y su gesto parece suspendido en el aire. Conseguir esa delicada flexión de la muñeca no es tarea fácil. En Qi Gong se repite una y otra vez el mismo gesto hasta abandonar la voluntad, la premeditación, hasta que el gesto es pura sutileza, vibración, armonía, conciencia, puro ritmo

Recogimiento, abertura y extensión
A partir del gesto del cuadragésimo día pueden encadenarse diferentes movimientos (Figura J). Tras retomar la inspiración, llevamos las manos hacia el plexo solar, juntándolas en un gesto de recogimiento. A continuación las hacemos descender hasta el primer *dan tian* y tras una breve pausa, que nos permite retomar aire,

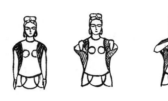

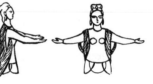

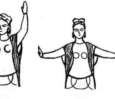
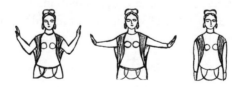

Figura J. *Un ejercicio de Qi Gong creado por Kar Fung Wu Santaro.*

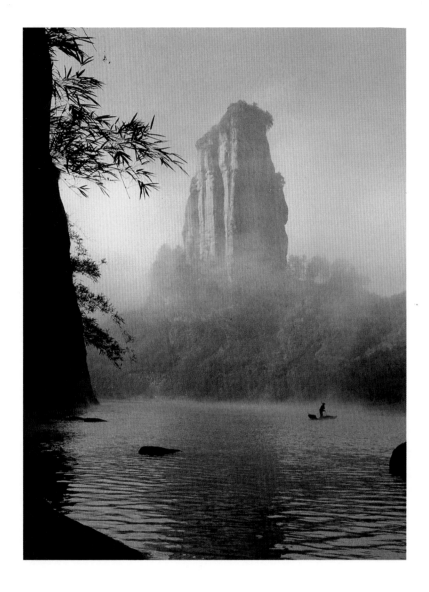

Ilustración 1: El *qi*, soplo que anima todo el universo.
La Cresta del Hada o Cresta Verde, Montes Wuyi,
provincia de Fujian, China.

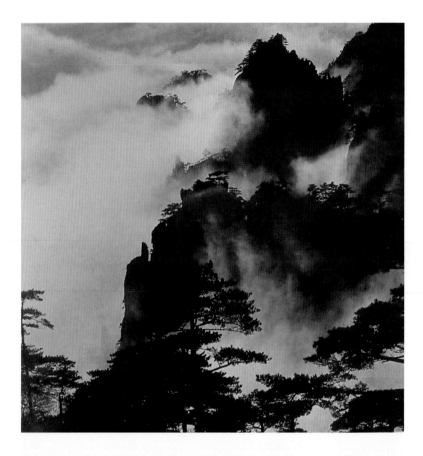

ILUSTRACIONES 2 y 3: Nubes y bruma, manifestación del soplo celeste.
Macizo Huang, montañas del Sur de Anhui, China.

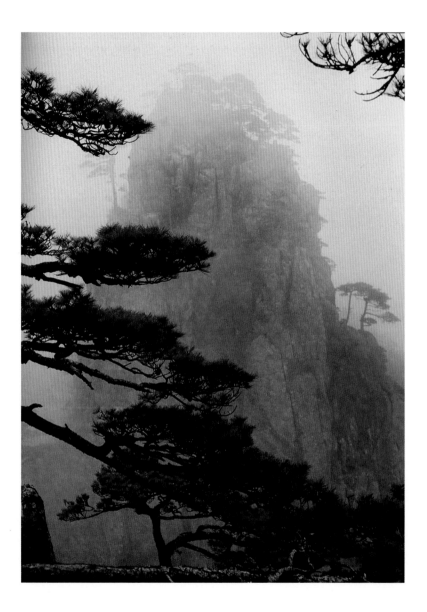

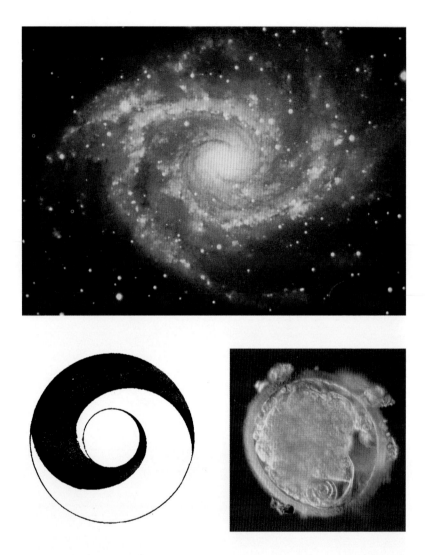

ILUSTRACIONES 4, 5 Y 6: La rotación de las energías *yin* y *yang*,
un principio universal de la vida.
Foto célula: Lennart Nilsson.

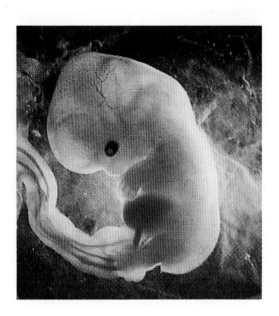

ILUSTRACIÓN 7: Primer gesto de la vida embrionaria,
comienzo de la práctica del Qi gong.
Foto embrión: Lennart Nilsson.

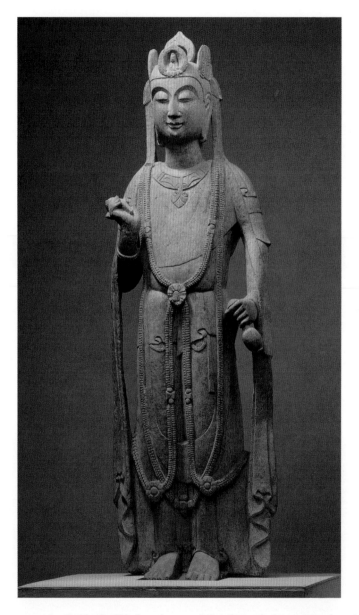

ILUSTRACIÓN 8: Verticalidad y pies paralelos, base de la postura derecha.
Bodhisattva Avalokiteshvara (Guanyin), Dinastía Sui, finales del siglo VI.
Granito. Museo Provincial de Gansu, Lanzhou, China.

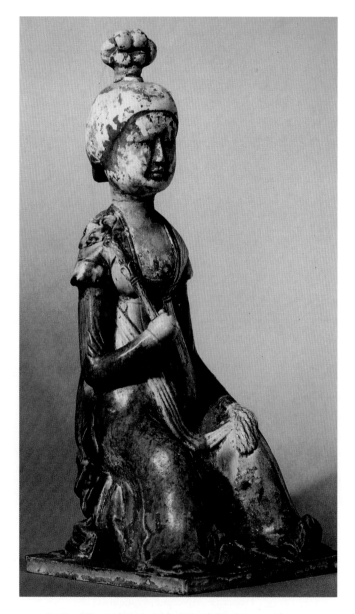

ILUSTRACIÓN 9: Alineamiento vertical y relajamiento en la postura sentada.
Figura femenina de la época T´ang. Terracota.
University Museum, Filadelfia, EE.UU.

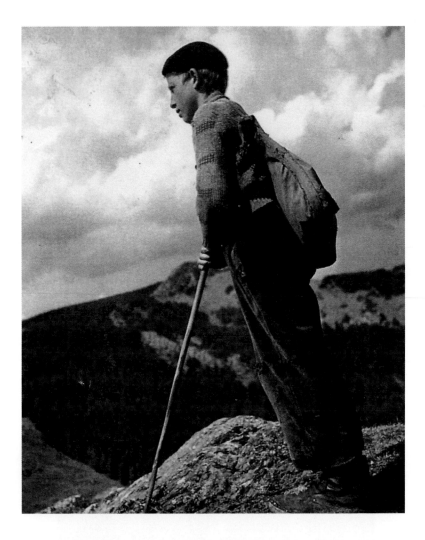

ILUSTRACIÓN 10: El eje oblicuo, signo de dinamismo y generosidad.
Pastor de Auvergne, Francia.
Foto: Jacques Dubois.

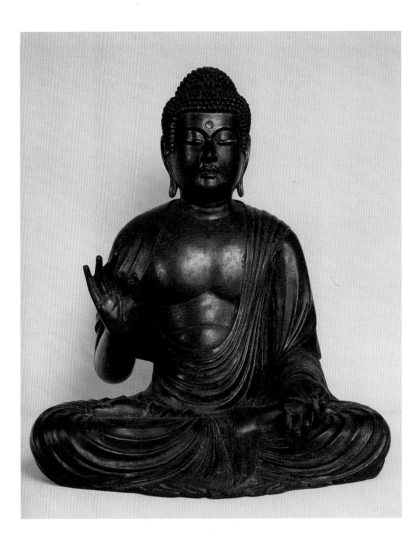

ILUSTRACIÓN 11: La postura del loto, un camino
hacia el despertar de la conciencia.
Amida Nyorai (Amitabha), Kuwabara Ku, Japón. Finales del siglo XII.

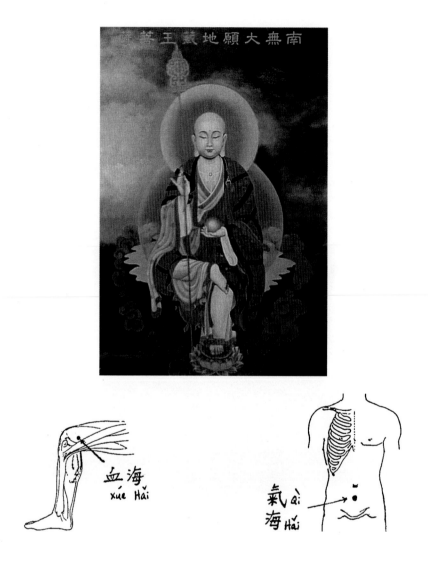

南無大願地藏王菩薩

血海
xúe Hǎi

氣 Qì
海 Hǎi

ILUSTRACIONES 12, 13 Y 14: La flexión de la pierna derecha permite la abertura de la articulación de la cadera y la dilatación del primer dan tian. La práctica de esta postura estimula dos puntos de acupuntura: el *Xue hai* "mar de sangre" y el *Qi hai* "mar de qi".

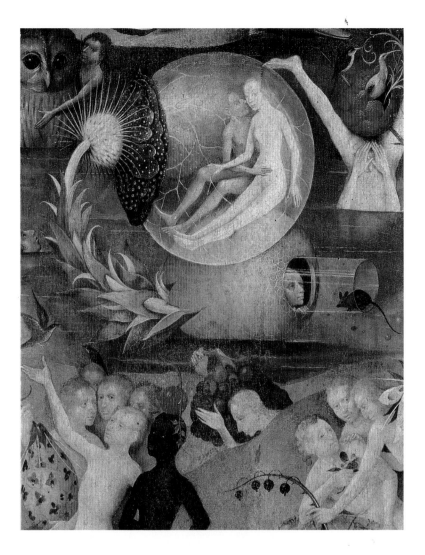

ILUSTRACIÓN 15: Un fragmento de "El jardín de las Delicias" de
El Bosco, donde aparecen Adán y Eva, evoca los dos puntos
de acupuntura *Xue hai* y *Qi hai*.
Museo del Prado, Madrid.

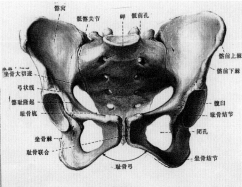

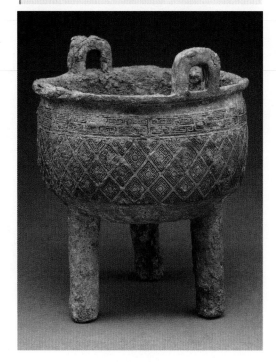

ILUSTRACIONES 16 Y 17: La pelvis, asociada al puchero
alquímico en la tradición china.
Utensilio *ding* en bronce. Dinastía Shang, Periodo de Anyang,
siglos XII/XI a.C. Encontrado en Henan, China.
Colección del Musée National des Arts Asiatiques-Guimet, París, Francia.

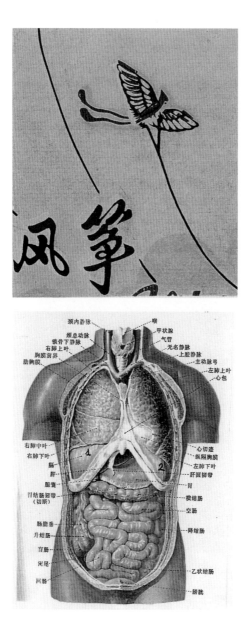

ILUSTRACIONES 18 Y 19: El diafragma llamado "la cometa azul".
De un libro chino de anatomía.

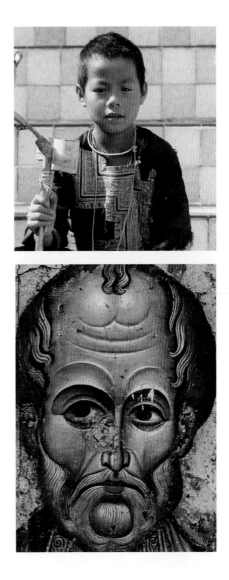

ILUSTRACIONES 20 Y 21: La dilatación de los senos frontales, signo del desarrollo de la conciencia. San Nicolás (detalle). Del monasterio de Dukhov, Novgorod, Rusia, finales del siglo XII.

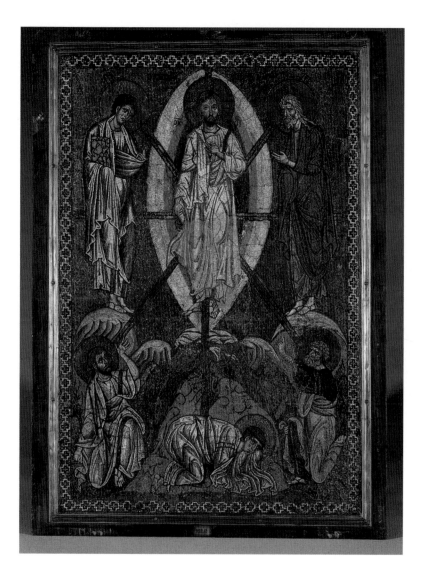

ILUSTRACIÓN 22: Las ocho direcciones, símbolo de la transmutación de la materia en espíritu. Mosaico bizantino de finales del siglo XII. Museo del Louvre, París, Francia. © Agence Photographique de la Réunion des Musées Nationaux.

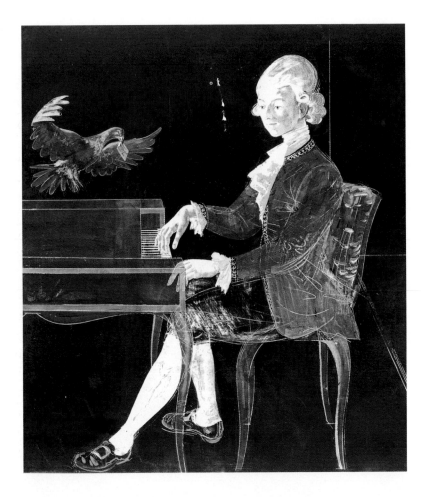

ILUSTRACIÓN 23: La flexión de la muñeca, una de las nueve
articulaciones abiertas al paso del *qi*.
Hans Erni, *Mozart al clavecín*. © The Bridgeman Art Library, Londres.

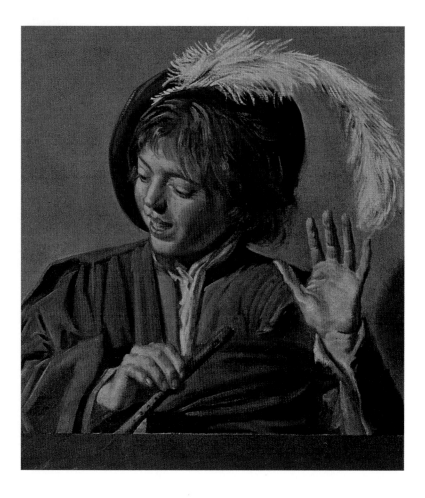

ILUSTRACIÓN 24: El mudra de la mano abierta.
Pintura de Frans Hals. Muchacho sosteniendo una flauta (1625-1627).
Staatliche Museen, Gemäldegalerie. Berlin-Dahlem, Alemania.

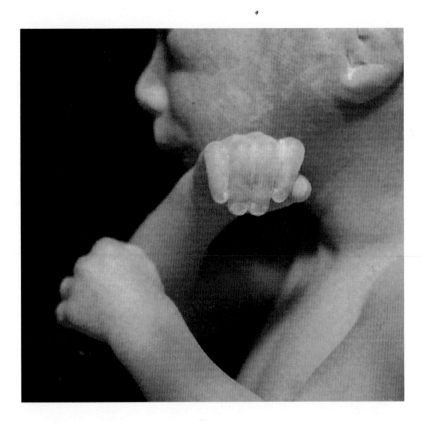

ILUSTRACIONES 25 Y 26: Analogía entre un gesto prenatal y
el de un violinista. Foto de la autora.
Foto feto: Lennart Nilsson.

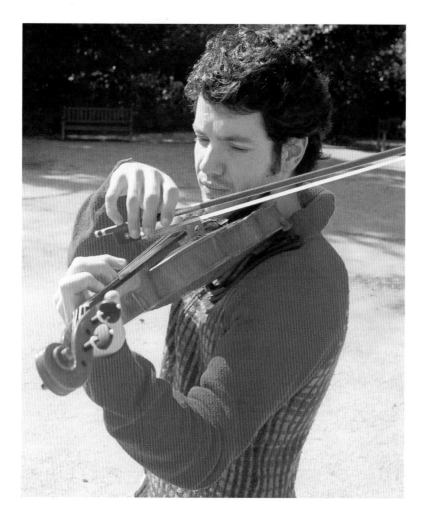

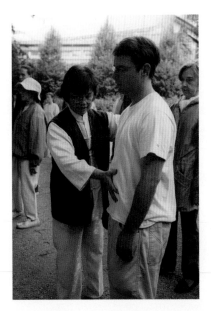

ILUSTRACIÓN 27: A la búsqueda de la verticalidad.
La maestra Kar Fung Wu Santaro corrigiendo a un practicante
en el jardín René Legall de París. Foto: autora.

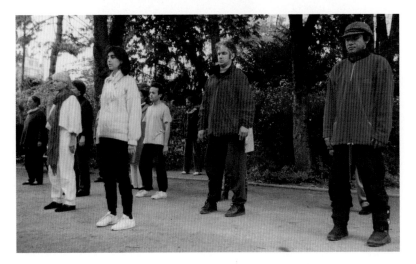

ILUSTRACIÓN 28: Iniciándose en el ajuste postural.
Varios practicantes de Qi Gong en el jardín René Legall, París. Foto: autora.

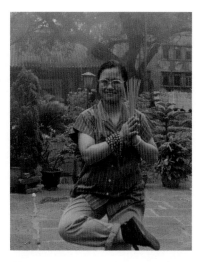

ILUSTRACIÓN 29: La maestra Kar Fung Wu Santaro practicando
en el templo de Guang Xiao (Cantón), China.
Foto: colección privada de Kar Fung Wu Santaro.

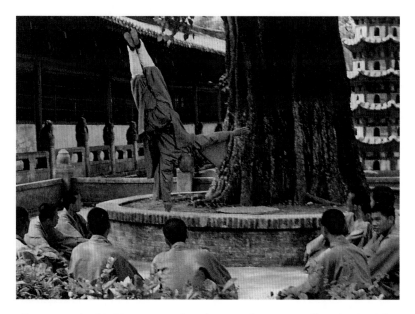

ILUSTRACIÓN 30: Un maestro de ochenta y dos años realiza el "eje oblicuo invertido". Foto: colección privada de Kar Fung Wu Santaro.

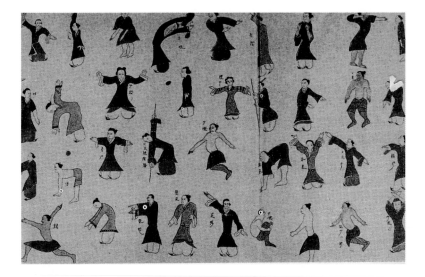

ILUSTRACIÓN 31: Diferentes posturas para guiar el *qi* representadas en un fragmento del rollo de seda hallado en la tumba de Ma Wang Dui (168 a.C.). Changsha, Museo Provincial de Hunan, China.

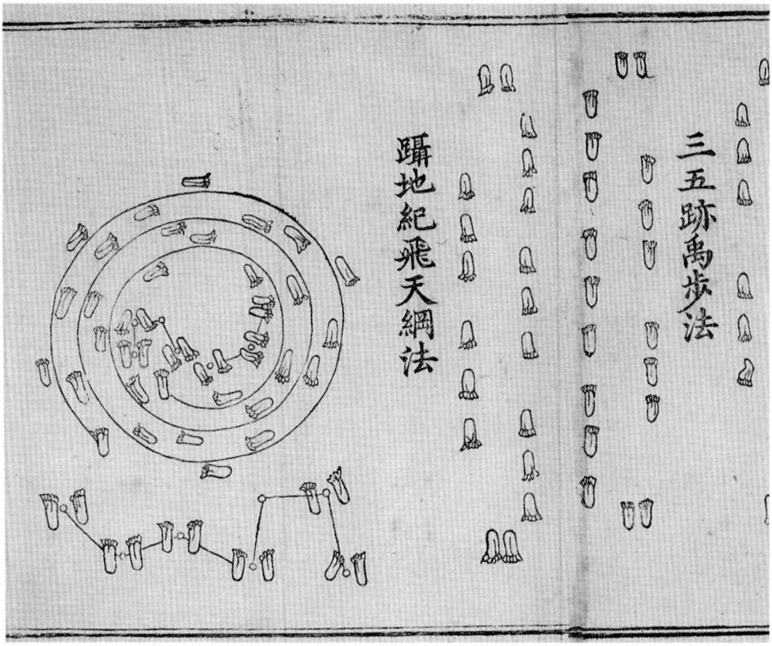

ILUSTRACIÓN 32: El paso de Yu, danza chamánica que antecede al Qi gong.
Ilustración del *Taishang zhuguo jiumin zongzhen biyao*, Canon taoísta
del reinado de Zhengtong. Dinastía Ming, 1444
Bibliothèque Nationale de France, París, Francia.

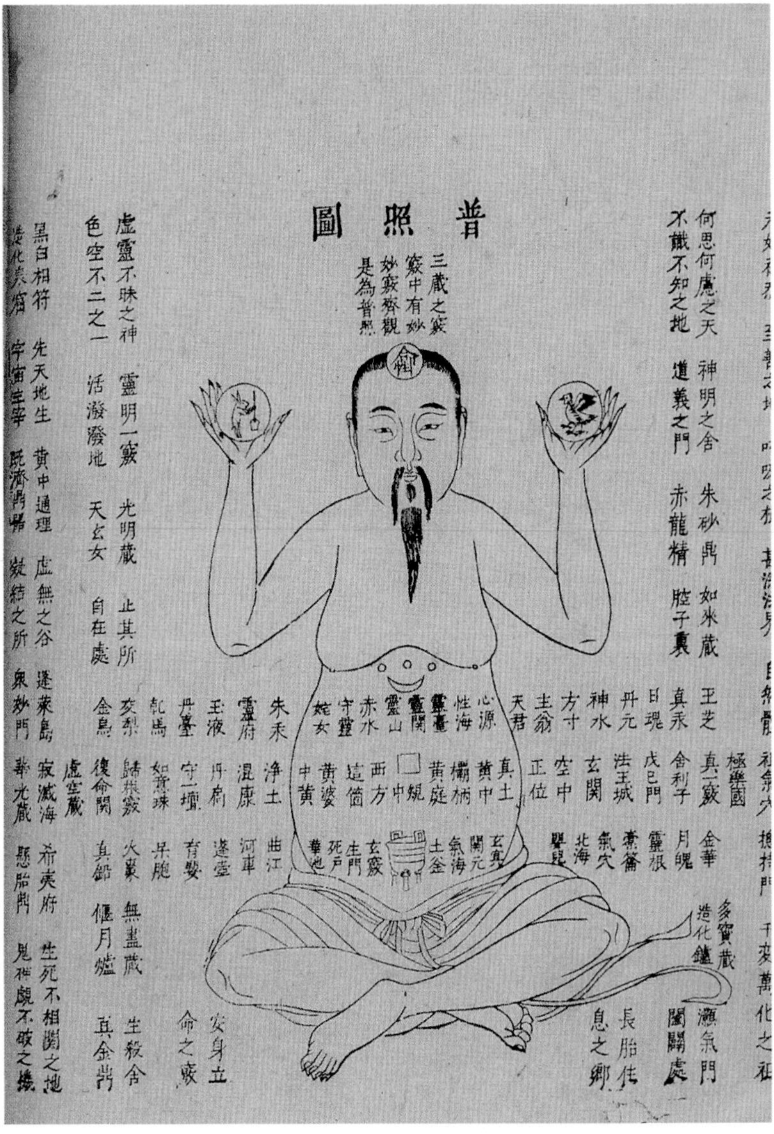

ILUSTRACIÓN 33: La armonización del *yin* y el *yang*, un trabajo interior.
Ilustración del *Xingming guizhi*, un tratado sobre la alquimia interior.
Dinastía Ming, reinado de Wanli, fechado 1615.
The British Library, Londres, Reino Unido.

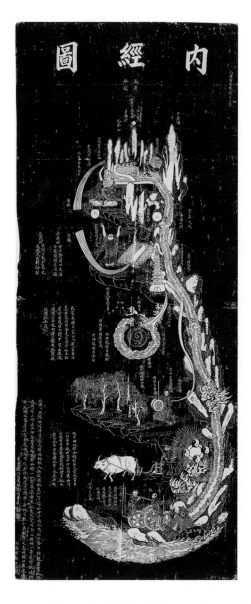

ILUSTRACIÓN 34: La circulación del *qi* en el cuerpo humano.
Neijing tu (Ilustración de la Circulación Interna). Dinastía Qing, siglo XIX.
Richard Rosenblum Family Collection, Newton Center,
Massachusetts, EE.UU.

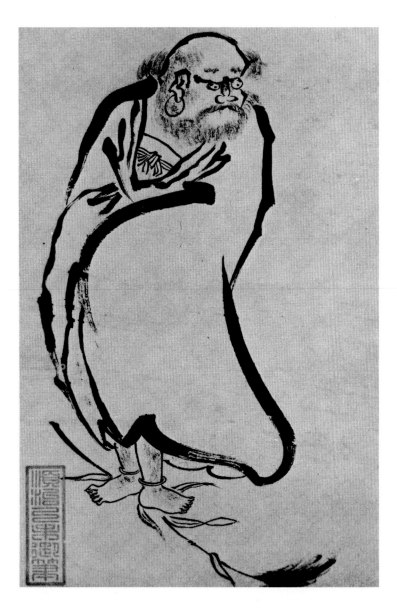

ILUSTRACIÓN 35: Bodhidharma, figura mítica en la historia del Qi Gong. Emperador Shunzi (1638-1661): Bodhidharma cruzando el río Yangzi sobre un tallo de junco al marchar del imperio del Sur para fijarse en el Norte, en el imperio de los Wei. Östasiatiska Museet, Estocolmo, Suecia.

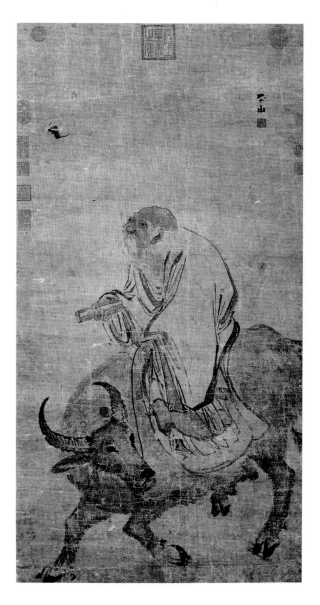

ILUSTRACIÓN 36: Lao Zi, siguiendo la vía del Dao.
Zhang Lu (c.1490-1563): Lao Zi en un buey. Dinastía Ming,
principios/mediados del siglo XVI.
Museo del Palacio Nacional, Taipei, Taiwán.

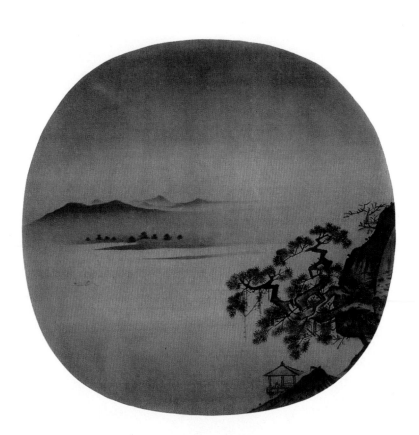

ILUSTRACIÓN 37: El vacío, origen de todas las cosas.
Chu Huai-Chin (siglo XIII): Contemplando el horizonte.
Museo de Pekín, China.

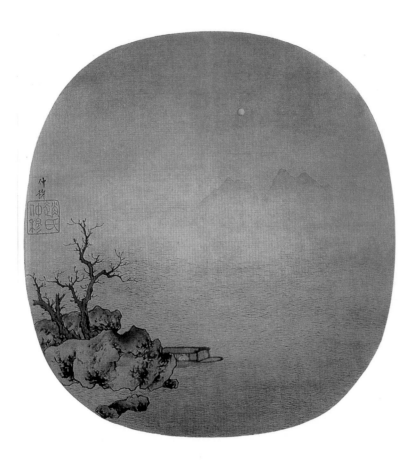

ILUSTRACIÓN 38: Silencio profundo, estado de vacuidad.
Chao Yung (finales del siglo XIII): Al borde del agua, bajo la luna.
Museo de Pekín, China.

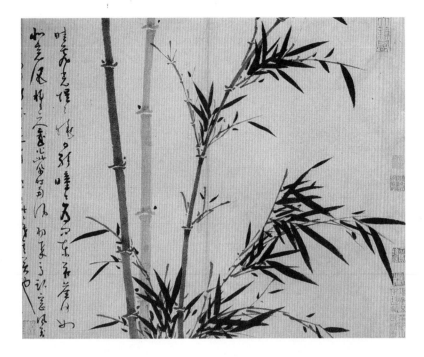

ILUSTRACIÓN 39: El bambú, símbolo de la flexibilidad y fuerza interior.
Wu Zhen, *circa* 1350.
Museo del Palacio Nacional, Taipei, Taiwán.

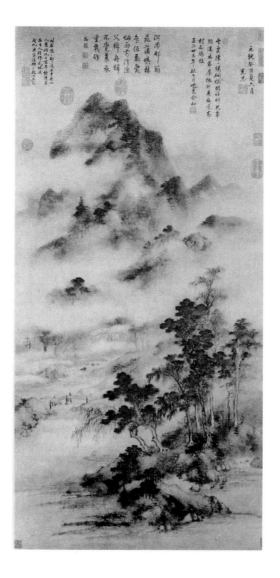

ILUSTRACIÓN 40: El *qi*, soplo primordial del universo.
Kao K'e Kung (principio de los Yuan): Montañas en la bruma.
Museo Nacional del Palacio, Taiwán.

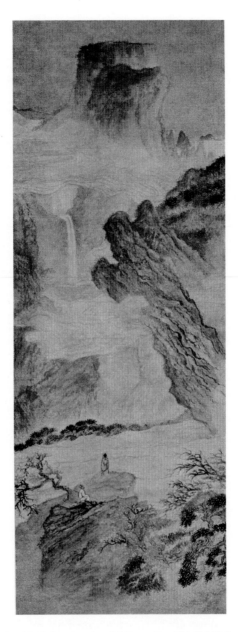

ILUSTRACIÓN 41: A la escucha del Dao. Tao Tsi (1641-hacia 1717):
La cascada sobre el monte Lu. Colección de Kanichi Sumitomo. Oiso, Japón.

las manos, movidas por un nuevo impulso, vuelven a elevarse hacia el plexo solar al tiempo que giran hacia fuera, como si dibujaran en el aire el salto de un delfín. Las palmas quedan mirando hacia el cielo. Se tiran los codos hacia atrás, acercando las manos al cuerpo, se vuelven a extender hacia delante, y como en un gesto de entrega generosa separamos las manos en un movimiento circular hasta que los brazos queden lateralmente extendidos a cada lado del cuerpo. Seguidamente, levantamos los brazos por encima de la cabeza, girando las manos hacia el cielo, como si quisiéramos sostener con ella la bóveda celeste. Se permanece en esta postura durante un breve tiempo, cuidando de no subir ni tensar los hombros y sintiendo el estiramiento muscular. Los brazos descienden a continuación lateralmente hasta que queden de nuevo extendidos a los lados del cuerpo, con las palmas mirando hacia afuera. Acercamos las manos hacia el cuerpo, replegando los brazos, y los extendemos horizontalmente como si empujáramos un muro imaginario. Luego los descendemos y deshacemos la postura.

Lo esencial en la ejecución de esta secuencia es el ritmo, la lentitud, la continuidad; dejarse llevar por ese vaivén de fuerzas opuestas y complementarias: la extensión y el repliegue, el recogimiento y la abertura, la contracción y la relajación muscular. Pueden integrarse en ella otros muchos movimientos como, por ejemplo, algunos de los que se describen a continuación o los de la secuencia creada por el maestro Liu Han Wen (figura K): Se levantan los brazos, extendiéndolos lateralmente y cuidando de no tensar la nuca ni los hombros. La cabeza debe estar bien centrada respecto al eje, el cuerpo permanece ajustado a la verticalidad. Al inspirar hay que bascular la pelvis hacia delante; se inspira al iniciar el movimiento y se espira al cambiar la dirección del gesto o, si la apnea es suficientemente larga, al finalizar la secuencia. Hay que realizar los movimientos con mucha lentitud. Este ejercicio permite estirar y relajar el músculo del diafragma y ampliar la capacidad respiratoria, además de desarrollar la tonicidad y flexibilidad de los músculos implicados en el trabajo respiratorio: el trapecio, gran pectoral, deltoides y gran dorsal, denominados en el

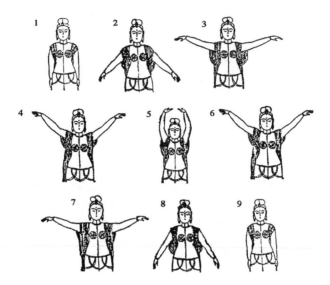

Figura K. *Un ejercicio de Qi Gong creado por Liu Han Wen.*

lenguaje de la medicina china las cuatro "murallas protectoras" (*wei qiang*).

El abrazo del árbol o la esfera

A partir de la postura vertical, basculamos ligeramente el sacro y flexionamos ligeramente las rodillas sin que éstas sobrepasen las puntas de los pies. Seguidamente, colocamos las manos a la altura del abdomen como si rodeáramos el tronco ancho de un árbol o se sostuviéramos una esfera voluminosa de energía. Las manos se hallan en puntos opuestos de la esfera, sin presionarla, adaptándose a su consistencia y tamaño. Los dedos están separados. Se relaja todo el cuerpo, imaginando, por ejemplo, que está flotando en el agua, y sintiendo la plenitud del abdomen. Poco a poco, la esfera se hace más densa, sentimos que se llena de *qi*.

Seguidamente, acentúamos la flexión de las rodillas como si nos sentáramos en un taburete y elevásemos los brazos hasta la altura del pecho, sin dejar de rodear la esfera invisible. Los codos deben quedar más bajos que las muñecas. Los pies permanecen paralelos, la espalda erguida, la nuca estirada, el mentón ligeramente entrado. Esta postura es más difícil de mantener que la anterior. Los músculos de las piernas realizan un esfuerzo suplementario, lo que activa la circulación de la sangre y del *qi*. Lo ideal es permanecer inmóvil durante diez o quince minutos pero puede empezarse con menos e ir alargando la duración a medida que aumentan la resistencia y la abertura corporales. Al principio, suelen aparecer tensiones y dolores musculares pero con la práctica éstos van desapareciendo gradualmente. Es imprescindible permanecer en la justeza, relajados, cuidando de la rectitud de la espalda, la distensión de los hombros y la abertura torácica. Los pies se apoyan firmemente en el suelo mientras el resto del cuerpo se aligera, como si flotara en el espacio. No hay tensión sino una atención despierta. Cuanto más relajado está el cuerpo, más se abre al *qi*.

A partir de la posición anterior, descendemos el cuerpo, flexionando todavía más las rodillas y procurando estirar la zona sacrolumbar. Levantamos los brazos por encima de los hombros, vigilando que no se tensen, y giramos las palmas de las manos hacia el exterior, sintiendo cómo fluye el *qi*. Esta postura da un fuerte impulso a la circulación interna de *qi*, lo que puede sentirse como una elevación del calor corporal.

"Girarse para ver la luna"

Tras bascular el sacro hacia delante y con las rodillas ligeramente flexionadas, juntamos los índices de cada mano delante del pecho. Luego, hacemos pivotar el torso hacia la derecha, girando simultáneamente la cabeza como si quisiéramos ver la luna al mismo tiempo que el índice de la mano derecha apunta hacia el astro en el cielo. Hay que pivotar el máximo, sin forzar, a partir de las caderas y procurando que los pies permanezcan bien apoyados en el suelo. Tras una ligera pausa, volvemos a la posición central y, juntamos de nuevo los índices. Inspiramos antes de iniciar el giro y espiramos al finalizar la rotación o al volver a la posición inicial. Repetimos el movimiento varias veces, alternando el lado izquierdo y el derecho.

También podemos hacer este ejercicio como si sostuviéramos con ambas manos la esfera imaginaria, justo encima de la línea de los hombros; al realizar el giro, dirigimos las palmas hacia el exterior, conduciendo la energía hacia afuera, en dirección a la luna. Al volver a la posición central, retomamos la energía y giramos las palmas de las manos hacia el cuerpo, sosteniendo la esfera. Este ejercicio comporta grandes beneficios para la columna vertebral, al favorecer la alineación de las vértebras y la tonificación de los músculos; además potencia la circulación del *qi* a través de la espina dorsal, desde el sacro hasta la fontanela, y estimula la energía de los riñones y del sistema nervioso.

El movimiento de la grulla
     Extendemos los brazos a los lados como si fueran alas y los elevamos progresivamente, imitando el vuelo de un pájaro. Luego, lentamente, los volvemos a bajar. El movimiento es muy fluido. El juego de las articulaciones, especialmente el de las muñecas, los codos, los hombros y las rodillas, debe ser muy elástico. Los movimientos de los brazos repercuten en todo el cuerpo: al levantar los brazos se tiene más apoyo; al bajarlos, menos.

El empuje o la separación de los muros
     Bien anclados en el suelo, empujamos con las manos un muro imaginario que se halla frente a nosotros, sintiendo su resistencia. O bien empujamos dos muros laterales, como si tratáramos de ampliar nuestro espacio vital. Al realizar el movimiento, el *qi* se propulsa hacia los brazos y fluye a través de las palmas de las manos, proyectándose hacia el exterior. Al separar las manos del muro, los brazos realizan el movimiento inverso, volviéndose a plegar, atrayendo y acogiendo de nuevo el *qi,* que va y viene en un continuo ciclo *yin-yang*. Al iniciar el gesto, el *qi* sale del *dan tian,* –su re-

serva–, asciende y se propaga hasta las extremidades de los brazos. Al espirar, el *qi* retorna al *dan tian*. El arte del Qi Gong estriba en sentir esa circulación interna que da vida a todo movimiento.

El gesto de la gratitud

Extendemos los brazos, ya sea al frente o lateralmente, los levantamos por encima de la cabeza, estirándolos en forma de V y girando las palmas hacia el cielo. Permanecemos así durante un tiempo. Luego, juntamos las manos y las hacemos descender a lo largo del eje vertical hasta la altura del plexo solar, en el llamado "gesto de Ananda", que expresa la gratitud. Presionamos palma contra palma al mismo tiempo que estiramos los codos hacia el exterior. Tras una pausa, giramos las palmas 180°, dirigiendo las puntas de los dedos hacia la tierra, al mismo tiempo que los hacemos descender hasta la altura del *dan tian*. Ahí, se separan, al abrir lateralmente los brazos y tirar de las muñecas hacia el exterior. Ahora flexionamos las muñecas, al mismo tiempo que enderezamos el cuerpo volviendo a la posición derecha inicial.

El gesto de la gratitud es muy practicado en la tradición budista. Un ejercicio más difícil consiste en levantar un pie del suelo y cruzarlo sobre la rodilla del otro, una vez se han juntado las manos (véase ilustración 29). La planta del pie debe estar dirigida hacia el cielo como si se pudiera leer en ella. Tras permanecer en esta posición durante un tiempo, se acentúa la flexión de la rodilla y se hace descender el cuerpo paulatinamente, a pequeños intervalos, y deteniéndose un rato en cada uno de ellos. Es imprescindible que la pelvis esté correctamente colocada, la zona sacro-lumbar estirada y la espalda y la nuca rectas.

Concentrar el *qi* en el *dan tian*

Al finalizar la sesión, guardamos el *qi* en el *dan tian*. Colocamos el pulgar derecho sobre el ombligo de manera que la palma de la mano quede apoyada sobre la región del *dan tian*. Luego ponemos la mano izquierda sobre la derecha. Es conveniente "concentrar la mente en el *dan tian*". Basta pensar en ese punto para que el *qi* se dirija y se acumule en él. Pueden utilizarse imágenes sugestivas como la de un cristal que poco a poco se carga de energía, un mar que cobra fuerza o un fuego que se aviva. Cuanto mayor es la capacidad de concentración, más cantidad de *qi* se activa y de forma más rápida. El *dan tian* está asociado al ombligo, considerado la puerta de la vida. Es el lugar en el que se almacena la energía del ser humano y por ello los chinos lo denominan el "mar de *qi*". La medicina china le concede un papel fundamental en la preservación de la salud. Cuando está lleno, se goza de salud; cuando la energía que allí se preserva es poca, el organismo se debilita. Este ejercicio beneficia al organismo en general y al estómago, el bazo, los pulmones y la circulación sanguínea en particular. Una vez se ha logrado almacenar suficiente *qi* en el *dan tian*, se puede conducirlo con la ayuda del pensamiento hacia la médula, los huesos y el cerebro. Lao Zi decía que concentrar el *qi* permitía desarrollar la suavidad y volver a ser como el recién nacido.

La concentración de la mente en el *dan tian* es un ejercicio muy sutil. Según los maestros de Qi Gong, el espíritu debe estar permanentemente guardado en él. Esto significa que se tiene conciencia en todo momento de la fuerza vital que emana de él, que se está unido al centro justo, a la fuerza esencial.

Los mudras

Los *mudras*, gestos de la mano ritualizados, hallan su origen en la antigua India y se han extendido por diferentes países asiáticos. Forman parte de la iconografía budista, la danza sagrada hindú y balinesa, el teatro chino y el arte del cuento y la poesía. El Qi Gong los ha integrado asimismo en su tradición.

Mudra es una palabra de origen sánscrito –traducida en chino por *shu ying*–, que significa "sello", "gesto sagrado" o "impronta del corazón". Esta última expresión se halla en correspondencia con los principios de la medicina tradicional china, según los cuales el ejercicio de la mano libera una energía que proviene del corazón, *xin*, sede de la conciencia, la sabiduría y la inteligencia. En

Qi Gong se dice que la práctica de los *mudras* "agranda el espacio del corazón". El arte de los *mudras* es terapéutico. Al realizar un *mudra* se activan determinados canales energéticos y determinados órganos porque cada dedo y cada mano están relacionados con zonas específicas del cuerpo. Por ejemplo, el pulgar *(mu zhi)* es conductor de la energía de los pulmones y al moverlo se favorece la respiración profunda. El índice *(shi zhi)* se relaciona con el intestino grueso;

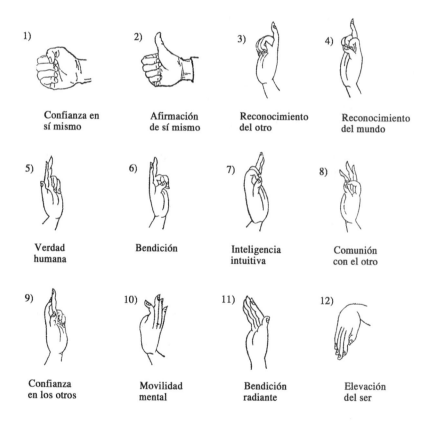

| 1) Confianza en sí mismo | 2) Afirmación de sí mismo | 3) Reconocimiento del otro | 4) Reconocimiento del mundo |

| 5) Verdad humana | 6) Bendición | 7) Inteligencia intuitiva | 8) Comunión con el otro |

| 9) Confianza en los otros | 10) Movilidad mental | 11) Bendición radiante | 12) Elevación del ser |

Figura L. *Los* mudras *simples.*

activa la respiración ventral y el primer *dan tian*. La abertura de la mano derecha estimula la parte ventral del organismo y la de la mano izquierda refuerza la solidez dorsal.

Existe un repertorio de *mudras* simples (ejecutados con una sola mano) y *mudras* compuestos (ejecutados con las dos manos). Algunos *mudras* son en realidad gestos universales que pueden encontrarse tanto en la tradición asiática como en la occidental (véase ilustraciones 11 y 24). Es posible que el origen de algunos *mudras* sean gestos practicados durante la gestación. Muchos de los gestos cotidianos tienen un paralelismo con gestos practicados en el vientre de la madre. La manera de sostener el violín, por ejemplo, recuerda uno de los múltiples gestos realizados durante la vida prenatal (véase ilustraciones 25 y 26). Sin embargo queda todavía por hacer una investigación rigurosa que, aprovechando los conocimientos de la embriología actual, compare sistemáticamente los gestos prenatales con los *mudras* de la tradición asiática.

El lenguaje de los *mudras* es extraordinariamente sofisticado y preciso. Cada *mudra* expresa una idea determinada. Según la figura que se dibuja con la mano se pueden comunicar mensajes diferentes como "la confianza", "el reconocimiento del otro", "la agilidad mental", "la bendición" o la "armonía cósmica". Los *mudras* pueden encadenarse formando poemas gestuales, como el siguiente compuesto por la maestra Kar Fung Wu Santaro:

Los mudras expresan la abertura y comunión con los demás, la naturaleza y el universo. El *mudra* de la flor de loto, en el que los dedos se abren como pétalos hacia el exterior, es muy expresivo a este respecto pues esta flor de gran belleza se desarrolla en el fango y representa en el pensamiento budista el despertar de la conciencia.

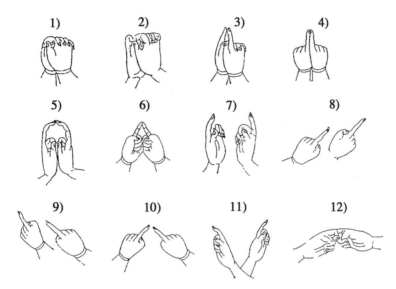

Mis dedos entrecruzados crean un cálido receptáculo como un corazón que se dilata dispuesto a acoger (1) mi despertar a la conciencia del otro (2).

Hago el voto de que todos los seres (3) puedan vivir juntos (4) en armonía (5) y en la unidad (6).

Si se separan (7) para seguir otras direcciones (8 y 9) es para encontrarse de nuevo (10).

La diferencia de los seres (11) ofrece una gran diversidad al contenido universal (12).

Figura M. *Secuencia de* mudras.

5. PRACTICANDO QI GONG

LA NATURALEZA

La presencia de la naturaleza ha sido siempre importante en la práctica del Qi Gong. En la antigua China se practicaba en el exterior de la casa o en el patio del templo. Tras la destrucción de los recintos sagrados durante la Revolución Cultural y con la popularización de este arte corporal, los chinos han empezado a practicar en los parques y jardines de las ciudades. El intercambio de *qi* con el árbol es un ejercicio corriente. El practicante se coloca cerca de un árbol o se apoya en su tronco para absorber sus *qi* benéficos al mismo tiempo que libera los malos *qi*, que son absorbidos por el árbol y evacuados a través de sus raíces. La idea de circulación de *qi* es consustancial al pensamiento chino: los *qi* deben circular incesantemente entre el Cielo, la Tierra y el Ser Humano. Es esta circulación la que permite la curación, la que posibilita la transformación y la mutación, la que engendra la vida.

La naturaleza es el reflejo de los principios cósmicos. Es obra de esos *qi* que en su fluir incesante operan cambios, algunas veces sutiles, otras veces abruptos. Vive al ritmo de las alternancias *yin-yang* y la variación de los cinco elementos que dan lugar a las diferentes estaciones del año. En otoño la energía *yang* se repliega y llega a su mínimo en invierno, en primavera la energía *yang* asciende y llega a su auge en verano. La energía *yin* sigue el proceso inverso.

Para conservar la salud, hay que adaptarse a los cambios estacionales, ir al compás de las fluctuaciones de *qi* que operan en la naturaleza. Ya en el *Huang Di Nei Jing*, el *Clásico de medicina interna del Emperador Amarillo,*[1] se daban las reglas básicas a seguir. Con la llegada de la primavera, hay que realizar ejercicios tónicos a fin de reforzar la vitalidad, utilizando la energía *yang* y evitando que la energía del hígado *(ganqi)* se estanque y se debilite. En verano, hay que adaptarse al calor para evitar que la energía del corazón *(xinqi)* sufra y se fragilice. En otoño hay que procurar no malgastar la energía, lo que podría perjudicar el *qi* de los pulmones *(feiqi)* y dificultar el paso del invierno. En invierno no hay que perturbar el *yang* a fin de preservar la energía de los riñones *(shenqi)*. Asimismo las variaciones de la energía *yin* y *yang* a lo largo del día tienen influencia sobre el organismo. Si se quiere tonificar la energía *yang,* se aconseja practicar en las horas *yang* (desde las 23 a las 11 horas); y si se quiere tonificar la energía *yin* se ha de practicar en las horas *yin* (desde las 11 a las 23 horas).

Cualquier lugar que invite a armonizarnos con esos soplos vitales en continuo movimiento es bueno para practicar Qi Gong. Podemos escoger un lugar en el bosque, a la orilla del mar o en un jardín. Si estamos en esa disponibilidad de espíritu que el ejercicio requiere, el lugar nos atraerá, sentiremos que está habitado por *qi* invisibles. Nos dejaremos guiar, entraremos en sintonía con las energías circundantes. Estaremos ya en la actitud de Qi Gong.

LA SESIÓN DE QI GONG

El lazo Tierra-Cielo

Al emplazarse en un lugar, el practicante de Qi Gong entra en contacto con los *qi* de la tierra y los *qi* del espacio celeste. Quieto y relajado, siente el flujo de la energía en su interior. Su cuerpo es el eje de unión Cielo-Tierra.

El espacio: lo visible e invisible
El espacio en el que se practica Qi Gong simboliza la unidad de todas las cosas. Todos los elementos de la naturaleza son expresión del *Dao*. El espacio posee un aspecto exterior, un *Yang*: los árboles, las luces y sombras, la tierra. Posee también un aspecto interior, un *Yin*, que es invisible: todo espacio está vivo, animado por esos *qi* que circulan incesantemente.

El movimiento
El espacio que rodea nuestro cuerpo es *Yin* en relación con el espacio que ocupa, *Yang*. Al movernos entramos en relación con ese espacio *Yin*, que como toda cosa es energía. El *qi* todo lo envuelve, todo lo contiene. Al realizar movimientos interactuamos con el *qi*, lo moldeamos como un alfarero moldea el barro. Abrazamos el *qi* como si rodeáramos con los brazos una esfera, la hacemos girar como si fuera un balón, dándole formas diferentes. Poco a poco formamos una unidad con ella. ¿Somos nosotros quienes movemos el *qi* o es el *qi* el que nos mueve?

El fluir armonioso
Los maestros taoístas buscaron a través de la práctica del Qi Gong la concordancia con las fuerzas de la naturaleza y el *Dao*. Al practicar Qi Gong ejercitamos el cuerpo y el espíritu. Apaciguamos el corazón, cultivamos los sentimientos positivos. Dejamos que los gestos surjan espontáneos. Y como en resonancia con esos gestos, la naturaleza responde. Un soplo de viento se levanta meciendo las hojas de los árboles que ofrecen sus reflejos dorados y opacos. Se diría que la naturaleza se revela de repente, habitada por esos *qi* que invisiblemente la animan.

El abrazo cósmico
Al permanecer centrados, practicando la verticalidad, podemos acoger el *qi* que nos envuelve. El círculo de *qi* que nos rodea se extiende, abarcando todas las cosas. Podemos sentir la unidad esencial del universo. Somos uno con el *qi*. «Yo soy uno con el Uni-

verso», decía Lao Zi. Cualquier gesto en Qi Gong es un trazo único que lo contiene todo, el puente de unión entre el microcosmos humano y el macrocosmos.

El Vacío
El Vacío habita todas las cosas; gracias a él todas las transformaciones son posibles. El practicante de Qi Gong recrea el Vacío en su interior y así puede transmutar la esencia vital *(jing)* en espíritu *(shen)*. Logra entonces realizar la unidad en sí mismo y esposar ese Vacío primordial, invisible, intangible y sin nombre que es el Origen de todas las cosas.

Participar en una sesión
Durante algunos años practiqué Qi Gong con la maestra china Kar Fung Wu Santaro. A diferencia de otros maestros que prefieren mostrar los movimientos en silencio, Kar Fung tenía la costumbre de hacer múltiples referencias a los principios corporales y al pensamiento y la cultura chinos. Solía deambular entre los practicantes y su discurso se organizaba entorno a temas específicos. A menudo se servía de objetos para ilustrar la enseñanza: el esqueleto de una pelvis, un omoplato o un pie, una cometa,[2] un libro de iconos o de anatomía. Las sesiones solían empezar con la meditación en la postura vertical durante media hora o más. Luego se encadenaban diferentes ejercicios: eje oblicuo, oscilación, gesto del cuadragésimo día, *mudras*, etc. En algunas ocasiones se entonaban *mantras,* se cantaban canciones populares o incluso fragmentos del repertorio de la música clásica y barroca para trabajar diferentes ritmos corporales. Las siguientes páginas pertenecen al diario que escribía entonces:

Poco antes de las ocho y media de la mañana, el camino entre los árboles está casi vacío; hay apenas unas siete u ocho personas que practican la postura vertical en silencio. Reina una atmósfera apacible que invita al recogimiento. Una mujer se calza unas zapatillas negras de estilo chino; antes introduce un papel doblado a modo de plantilla para proteger el pie del frío. Frente a mí, a través de las ramas desnudas de las hayas, sobre el inmueble de catorce o quince pisos que se eleva más allá del parque, veo el creciente de la luna que resalta en el cielo oscuro de la mañana. Se oye el ruido lejano de los coches y el murmullo de fondo de la ciudad que se mezcla con el canto matinal de los pájaros.

En pocos minutos, los practicantes van llegando y ocupando el camino de tierra. El invierno ha recrudecido y todo el mundo va muy abrigado. Los recién llegados se desplazan discretamente, buscando un lugar libre en el que emplazarse. Algunos prefieren apartarse en los pequeños claros de un tupido bosquecillo, quizás para estar algo más aislados o sentir la presencia de los árboles. Sobre los bancos del parque, en el suelo o entre la maleza, se acumulan bolsos, pequeñas mochilas, carpetas y otros enseres. Cuando Kar Fung llega, la luna ha desaparecido en el cielo. Concentrados en las sensaciones internas, nadie parece prestar demasiada atención a su presencia. Hoy sus primeras palabras son: «Practicar Qi Gong es aprender a activar el movimiento interior, aprender a ser positivo...». Sus palabras se propagan por el aire frío de la mañana.

A cierta distancia unos de otros, algunos mantienen los ojos abiertos, otros prefieren cerrarlos. Aunque hace frío, hay alguna persona descalza. Kar Fung camina entre la gente. Se acerca a dos personas que están demasiado juntas y las separa de manera que haya un círculo imaginario alrededor de ellas. Es mejor que sus energías no interfieran mientras no estén armonizadas.

Hoy, como casi todos los domingos, hay algunas personas que vienen por primera vez. Kar Fung se acerca a un chico joven de unos veinte años, con una melena de cabello rojizo y ondulado y ojos castaños. Le corrige los pies de manera que los bordes exteriores queden paralelos. «Imagina que tus pies son las vías de un tren. Deben estar perfectamente paralelos, sino el tren nunca podrá salir de la estación.» El muchacho escucha. Kar Fung coloca sus manos a ambos lados del tórax. Durante unos segundos permanece quieta como si lo auscultara. Suavemente, con ambas manos, le corrige la posición del cuerpo, enderezándolo. Le muestra cómo debe mantener la cabeza, la nuca estirada y el mentón ligeramente entrado. «*Debes estirarte hacia el cielo como si el ángel Gabriel tirara de tus cabellos pero tú no quisieras abandonar la tierra*», *le dice. Y se aleja, sonriente, para seguir su deambular, observando los cuerpos de unos y otros.* «*El cuerpo es como un violín –prosigue–. Cuando cambiamos de postura, cambiamos de nota. El cuerpo es extraordinariamente preciso. Se puede afinar en la alegría o en la tristeza simplemente modificando la postura.*»

Un golpe de aire se levanta y hace temblar las hojas de los árboles. Siento el frío en la cara. Estiro la nuca y entro el mentón. Llevo el peso de mi cuerpo hacia la planta de los pies desplazándolo hacia el borde de los talones. «*Imaginad que sois como un acróbata que va a hacer un salto peligroso hacia atrás –oigo decir a Kar Fung–. Hay que ir hasta el borde del talón para conocer nuestros propios límites.*»³ «*Estirad bien la nuca –añade–. Cuando la estiráis, liberáis el oído interno que se ocupa del equilibrio y la regulación fisiológica del cuerpo. La función del oído interno es hacer vibrar todos los huesos del esqueleto. Por ahora, estamos trabajando sobre la vibración del talón.*»

Luego, iniciamos los movimientos. Practicamos el eje oblicuo y la oscilación. Para ello hay que permanecer erguidos cuidando de la verticalidad pero inclinándose hacia adelante. Los maestros de Qi Gong logran inclinar el cuerpo hasta 45 grados. El eje oblicuo es una de las posturas más difíciles. Las articulaciones del pie se tensan y los dedos se crispan fácilmente. Cuanta más fuerza hay en el talón, más se puede acentuar la inclinación del cuerpo hacia adelante. Como de costumbre, practicamos el gesto del cuadragésimo día. Flexionamos ligeramente las rodillas haciendo avanzar la pelvis y levantamos los brazos lentamente «*como un tocador de clavecín que se apresta a tocar*». *El movimiento se realiza a partir de las muñecas como si alguien tirara de ellas con la ayuda de hilos invisibles. Dejamos que los codos se eleven del mismo modo cuidando que los hombros no se levanten ni se tensen. Muñecas, codos, hombros y espalda deben estar perfectamente relajados. Permanecemos así largo rato sintiendo cómo el dolor aparece y se extiende por el* *antebrazo y la espalda. El dolor se intensifica con la inmovilidad de la postura. Frente a mí, una chica deshace la postura antes de volver a intentarla.* «En la inmovilidad hay el germen del movimiento. Es lo que los taoístas denominan el no-actuar. Vais a sentir dolor. El dolor es el signo del* qi *que se abre camino a través de los tejidos corporales»*, dice Kar Fung mientras mantiene los brazos levantados. *Los que están más apartados en los claros entre los árboles, apenas oyen su voz, que se pierde entre el leve murmullo de las hojas. Repetimos varias veces la postura. El tiempo parece detenerse. Practicamos la postura añadiendo la respiración y tratando de prolongar al máximo la apnea. Siento la energía que asciende por la columna, atravesando la bóveda craneal. Las manos están calientes. Finalmente, espiramos el aire.*

La sesión llega a su fin. El aire se llena de resoplidos, toses, suspiros; muchos golpean vigorosamente los miembros, distienden los músculos, se relajan. El sol empieza apenas a asomar a través de las copas de los árboles iluminando una parte del camino.

LA PRESENCIA DEL MAESTRO

El maestro corporal desempeñaba un papel importante en la cultura china tradicional. Sus enseñanzas formaban parte de la educación básica escolar pues a partir de los dos años se iniciaba a los niños en las disciplinas energéticas. El maestro orientaba al alumno hacia el equilibrio corporal. Podía además realizar una lectura del cuerpo y transmitirle *qi*.

La lectura del cuerpo
De acuerdo con la cosmología taoísta, el universo visible es la manifestación de *qi* invisibles que circulan a través de los diferentes planos cósmicos, poniendo en relación el Cielo y la Tierra y componiendo la sustancia de todas las cosas. «Todas las cosas bajo el Cielo tienen su visible - invisible –dice Pu Yen T'u, un pintor de

la época Ts'ing–. Lo visible es su aspecto exterior, su *Yang*; lo invisible es su imagen interior, su *Yin*. Un *Yin* y un *Yang* es el *Dao* […]. Todos los elementos de la naturaleza que parecen delimitados están en realidad unidos al infinito.»[4] Así, el cuerpo humano, como las diez mil cosas que provienen del *Yuan Qi*, –el *Qi* primordial que ha dado origen al universo–, participa de esa doble dimensión visible e invisible. Constituido por contornos y líneas perceptibles al ojo, está habitado por los mismos *qi* que animan la naturaleza, las cosas y el universo cósmico. Lazo de unión del Cielo y la Tierra, es la expresión a nivel humano de los múltiples *qi* que rigen el macrocosmos.

En la cultura china, el cuerpo se considera un código visual a descifrar. Según los principios taoístas, un cuerpo abierto a la ondulación del movimiento energético interior es un cuerpo correctamente espacializado y visualmente organizado: la inscripción de la columna de *qi* se traduce por un eje que verticaliza el cuerpo desde los talones hasta la fontanela. Así, la verticalidad física (aspecto visible) es expresión de una circulación libre de *qi* (aspecto invisible). Un cuerpo en armonía, sólido y flexible, responde a signos bien concretos. Los pies bien plantados sobre el suelo, la espalda erguida, el tórax amplio, la pelvis ajustada al eje central, la nuca estirada, los senos frontales prominentes o las falanges móviles de las manos son algunos de los elementos visibles que revelan la existencia de una verticalidad interior.

Uno de los elementos claves de la lectura corporal son los hombros. Los hombros hundidos *(chen jian)* indican que el cuerpo se ha abandonado a la gravedad, signo de enraizamiento y solidez. La relajación de las tensiones que se acumulan en los hombros conduce a un mayor asiento de la pelvis y a una activación de la circulación energética del primer *dan tian*, base del equilibrio personal. La crispación de los hombros refleja una deficiencia del movimiento del diafragma. Para los maestros de Qi Gong es el signo de una ausencia de confianza en uno mismo.

Se considera que cuando una persona está enraizada, su centro de gravedad se sitúa en el primer *dan tian*. La parte inferior del cuerpo da entonces una sensación de solidez mientras que la parte superior aparece relajada y da una impresión de levedad. Hay una auténtica verticalidad. El cuerpo posee esa solidez y flexibilidad tan buscada por los taoístas. Los movimientos corporales se realizan sin esfuerzo guiados por el *qi,* que circula con fluidez. Las artes marciales chinas se basan justamente en la potenciación del primer *dan tian*, del que proviene la fuerza de combate. Al contrario, si los pies no están bien posados sobre el suelo, la persona da una impresión de inestabilidad. La carencia de contacto sólido con la tierra se traduce por un desajuste del esqueleto y el cuerpo vibratorio. El centro de gravedad corporal en vez de hallarse en el primer *dan tian* se desplaza a la parte superior.

Leer el cuerpo es medir la estabilidad del edificio corporal, diagnosticar la fluidez del movimiento energético interior, captar cualidades interiores de la persona como la confianza o el equilibrio. Todo el arte del diagnóstico corporal radica en saber reconocer los signos, por muy tenues o ínfimos que sean.

Percibir lo invisible

Tradicionalmente, en las familias letradas, antes de poner al niño en manos de un maestro, a partir de los dos años de edad, los padres lo entrenaban para que desarrollara su acuidad perceptiva. Se llevaba al niño a un lugar donde hubiera árboles. El adulto recogía hojas de tamaños y formas diversas, se colocaba tras el niño y las hacía caer sin que éste las viera. El niño debía adivinar el tipo de hoja por el roce con el aire que ésta producía al caer. Cuando sabía distinguirlas, se consideraba que estaba listo para recibir las enseñanzas fundamentales y se le enviaba al maestro.

Percibir lo invisible es sentir las vibraciones y resonancias que emanan de todas las cosas, sentir la palpitación de los *qi* invisibles que impregnan todo lo que está vivo. Leer el cuerpo no es sólo observar lo visible, es percibir el cuerpo energético en movimiento, sentir el contacto del pie con el *qi* de la tierra o sentir la vibración de los tres *dan tian*. Los médicos chinos con muchos años de experiencia perciben el color del *qi*. Pueden así identificar los bloqueos energéticos e indicar con detalle los lugares que precisan de una actuación específica. Perciben más allá de los signos visibles. En China, cuando aparecían los primeros síntomas de una enfermedad de cierta gravedad, el enfermo abandonaba el trabajo y la familia para pasar un periodo de tiempo en el templo. Allí, un monje que poseía la facultad de ver el cuerpo interior realizaba el diagnóstico y le recomendaba diferentes ejercicios. Éstos comprendían ejercicios de asiento en las rocas o en el agua del río, ejercicios de verticalidad en lugares planos o inclinados, según los males diagnosticados.

La cultura china distingue dos grandes formas de conocimiento. Si en la primera, el conocimiento se infiere a partir de ciertos criterios o signos observables a través de los sentidos, la segunda permite percibir y tratar las cosas como tales. Ésta recibe el nombre de "observación de las cosas" *(guan wu)* u "observación invertida" *(fan guan)*. Shao Yong, un autor confuciano de la dinastía Song, la define así: «Lo que denominamos observación de las cosas no es una observación a través de los ojos. Más que una observación por los ojos es una observación a través del espíritu. Observar las cosas desde un punto de vista invertido significa no observarlas desde el punto de vista del ego, sino desde el punto de vista de las cosas».[5]

La "observación invertida" ha sido practicada durante siglos en los templos budistas y taoístas y sin duda era bien conocida por los maestros de Qi Gong. Justamente los templos chinos eran tradicionalmente llamados *guan*, que significa "observar", "contemplar". El budismo chino, el Chan, ha desarrollado la "contemplación del espíritu" *(guan xin)*, un estado de fusión mística entre el sujeto que contempla y lo contemplado que permite aprehender la verdad absoluta. De manera análoga, el taoísmo se interesa por la "inversión de la visión" *(fan zhao)*. En ésta la realidad absoluta de las cosas puede reflejarse en el espíritu claro y transparente del hombre santo o verdadero, que se halla en comunión con el cosmos. Para experimentar la "inversión de la visión" hay que realizar el camino de retorno de lo visible y aparente hacia lo invisible y esencial. «La palabra *fan*, ("retorno"), término eminentemente taoísta, evoca el movimiento de retorno a la fuente del *Dao*. Ese retorno se opera invirtiendo el proceso de despliegue del Uno a lo múltiple como si remontáramos una corriente de agua [...]. Yendo de lo visible a lo invisible y percibiendo toda cosa desde el punto de vista global del *Dao*, el Santo puede entrar en armonía con el todo.»[6] Los significados del acto de ver y de observar son complejos. Todo es signo, todo es descifrable; el cuerpo humano no es una excepción. Considerado como un espejo cósmico, puede ser leído según signos visibles fácilmente reconocibles por el ojo, pero puede ser también objeto de esa contemplación del espíritu que se dirige hacia el origen único de todas las cosas.

La emisión de la energía curativa

Los maestros de Qi Gong cuentan a sus alumnos la historia de un niño que salió de su casa para hacerse con una manada de bueyes. Al principio no encontraba ninguno hasta que un día, tras mucho buscar, vio uno. Y luego otro, y otro. El pequeño pastor acabó domesticándolos. Con el tiempo se hizo con una fabulosa manada. Esta historia es una metáfora del descubrimiento y la maestría de la energía interna. Cuando el *qi* se ha acumulado en el interior, puede transmitirse a otros. Aquellos que han realizado su propio proceso curativo, que han aprendido a captar el *qi*, a acumularlo en el *dan tian* y a dirigirlo a través de los canales energéticos, pueden utilizarlo para ejercer un efecto benéfico sobre los demás.

La emisión de *qi* se halla estrechamente relacionada con la función médica. Así, para describir la capacidad de curar de alguien, se dice "tiene el don de *qi*"; *zhi* es "tratar, curar o compartir el *qi*". El *qi* es el elemento clave de la terapéutica corporal. No por azar la noción de *qi* aparece en el ideograma chino, *yi*, 醫, que significa "medicina". Descomponiendo el ideograma de acuerdo con sus significados tradicionales, hallamos, entre otros elementos, el cielo, 天, imagen que evoca el movimiento de piernas cruzadas, 又, en las artes corporales y que representa la comunicación íntima; y, 酉, el tonel de vino, símbolo del *qi* pelviano. Como indica el ideograma, la función del médico es la de ayudar al paciente a recobrar el movimiento rítmico del *qi* pelviano (el tonel de vino) y del *qi* del diafragma (el reino celeste). En otras palabras, a hallar el movimiento ondulatorio entre el Cielo y la Tierra términos que en el lenguaje medicinal representan lo alto y lo bajo en el cuerpo. La relación médico-paciente es una relación de don y recepción de *qi;* de ahí pues la idea de comunicación íntima que surge en la escritura ideográfica.

Al maestro tradicional de Qi Gong se le atribuye un don de *qi,* es decir, una capacidad de propulsar una energía vital hacia el exterior. Su fuerza curativa proviene de un cuerpo cuidadosamente ajustado y particularmente vibrante. El *qi* acumulado en su *dan tian* se expande por el cuerpo y las extremidades a voluntad, y puede ser proyectado y canalizado por medio de la mente hacia el cuerpo de la persona necesitada.[7] El maestro utiliza también sus manos, ya sea tocando aquellas zonas del cuerpo en las que el *qi* no fluye de forma correcta o simplemente sintiendo las energías del paciente a cierta distancia. Puede aportar *qi* a zonas que tienen déficit o retirar el exceso de *qi* localizado en otras. Las manos son un instrumento importante en el tratamiento terapéutico porque actúan como conductoras de energía. En ellas se halla el punto *lao gung*, una de las puertas de entrada y salida del *qi*. Las personas que emiten y reciben la transmisión de *qi* la sienten en forma de vibración, calor o flujo energético. Esa sensación de *qi* se denomina *qigan*.

6. LA CURACIÓN MEDIANTE EL QI GONG

El Qi Gong es una de las cinco ramas de la medicina china, junto con la acupuntura, los masajes, la dieta o la fitoterapia. Es un método preventivo y curativo que ofrece una terapéutica integral de la persona. Se dirige tanto a prevenir y curar enfermedades del organismo como desequilibrios psicológicos.

Existen dos métodos médicos de Qi Gong que pueden combinarse: la autocuración y la transmisión de *qi*. En la primera, el propio paciente guía el *qi* hacia aquella región del cuerpo que lo requiere, con la ayuda del movimiento, la respiración y el pensamiento. En la segunda, es el médico o maestro quien proyecta su propio *qi* hacia el cuerpo del paciente para equilibrarlo y restaurarlo (véase capítulo 5). Cuando la enfermedad ha hecho su aparición, y especialmente cuando reviste gravedad, se recomienda seguir ambos métodos de manera intensiva. Si como modo preventivo basta dedicar una hora o unos minutos al día, como método curativo es necesario dedicar varias horas. En este caso, se aconseja seguir un programa de ejercicios específicos. La relajación, la lentitud y suavidad de los movimientos así como la respiración profunda y sosegada del Qi Gong, son requisitos necesarios en cualquier caso. La meditación también tiene efectos terapéuticos pues permite el equilibrio de las energías internas.

El Qi Gong promueve la responsabilidad del paciente sobre su propia salud. Los ejercicios, ya se realicen en grupo o individualmente, exigen una actitud activa. La ventaja de practicar en grupo es que se genera mayor energía, y ésta puede ser aprovechada por las personas enfermas. El maestro ayuda, orientando en los ejercicios a seguir, enseñando a absorber los *qi* benéficos y saludables y a desprenderse de los *qi* perniciosos que se acumulan en el cuerpo. El practicante se implica activando el movimiento interno del *qi*, ajustando la estructura ósea, elevando su nivel vibratorio. Cada persona debe afrontar sus propias resistencias y bloqueos. El proceso curativo apela a cualidades como la valentía, la paciencia y la confianza. Curarse es enfrentarse a uno mismo. Ir hacia un cuerpo cada vez menos opaco, más lleno de *qi*, un camino progresivo hacia un cuerpo más transparente.

Lejos de la mirada negativa con la que solemos observar la enfermedad en nuestra sociedad, el Qi Gong transmite una visión esperanzadora. Según los principios de este método terapéutico, la salud es aquello que se esconde tras la máscara de la enfermedad, una posibilidad latente del cuerpo enfermo. La práctica se dirige a recobrar esa memoria de la salud, indeleble en todo cuerpo. La enfermedad aparece como un umbral de *qi* a superar para recobrar el bienestar, una ocasión de aumentar el tono físico, energético y vibratorio. Se concibe no tanto como un mal sino como un combate que permite liberarse de viejos esquemas físicos y mentales, un viaje hacia un nuevo equilibrio.

El cuerpo es el testimonio de la memoria de vida, albergue de la posibilidad de curación y reconstitución. Posee sus propios recursos para conservar la salud o restablecerla cuando se ha perdido. Portador de la memoria del *qi*, el hálito primigenio de la vida, es la materia en la que se combaten las oscuridades, el lugar privilegiado de la reconciliación, el reencuentro y el descubrimiento de uno mismo. La práctica del Qi Gong restaura la confianza básica necesaria a la persona. Ofrece un nuevo modelo de comprensión del cuerpo, la salud y la vida que permite al individuo contemplarse diferentemente, dándole la posibilidad de restaurar su pasado, superar una imagen negativa o insuficiente de sí mismo, regenerar sus relaciones con los demás y vivir de manera más auténtica y consciente el instante presente. Se trata de una curación en el sentido más amplio de la palabra. La experiencia corporal es transformadora. Explorar y descubrir el cuerpo es volver la mirada hacia el interior, aprender a escuchar, discernir y descodificar sus mensajes. Se trata de un viaje hacia los paisajes interiores de la corporalidad, hacia la conciencia del cuerpo y del *qi* vital que lo anima. ¿Quién soy?: he aquí la cuestión esencial que aflora a la conciencia al practicar Qi Gong.

PRINCIPIOS DE LAS MEDICINAS TAOÍSTA Y BUDISTA

El Qi Gong se fundamenta en los principios de las medicinas taoísta y budista chinas. Si desde la perspectiva taoísta se trata de recobrar un flujo amplio y equilibrado de *qi*, desde la perspectiva budista se trata de liberar el *karma*, camino progresivo hacia un cuerpo de transparencia. La medicina taoísta *(dao yi)* se basa en el estudio de la circulación energética del *qi* y en el *dao*, "el justo medio"; la medicina budista *(fo yi)* se interesa principalmente por una dimensión todavía más sutil: la resonancia y la vibración del cuerpo interior.

Ambas perspectivas médicas comparten la idea de que el cuerpo es un instrumento del desarrollo humano. Para los taoístas, el *Dao* es la línea de fuerza que atraviesa y verticaliza el cuerpo y también la vía de retorno hacia la Unidad primordial que se labra a través de la materia corporal. «Si el *qi* se prolonga desde los talones hasta la fontanela, podrás realizar el camino de retorno. Tu movimiento respiratorio podrá unirse al *Qi* primordial –dice la maestra Wu Santaro. Y añade–: Si el ser humano no está enraizado en la tierra, no puede llegar a ser él mismo.» En la tradición budista, el cuerpo es también un vehículo hacia la realización humana. La finalidad de los ejercicios respiratorios es experimentar el estado de vacuidad.

La medicina taoísta
Una red invisible de energía

El universo es una red de energías en la que todo se halla implicado. El cosmos, la naturaleza y el ser humano forman parte de una misma red invisible de *qi*. El Cielo y la Tierra, el Sol, la Luna y las estrellas, los seres humanos, los animales y las plantas, la materia y el espíritu son manifestaciones distintas del *qi*. Aunque revistiendo apariencias y formas diversas, todas las cosas de este mundo son una manifestación de la energía universal. Igualmente, en el plano humano, el cuerpo físico, los sentimientos y emociones, los pensamientos así como las distintas cualidades del espíritu son formas del *qi*. Todo es *qi,* y en virtud de ello todo está relacionado, todo forma parte de una misma unidad esencial.

El ser humano se concibe como un tejido invisible de *qi* que se halla relacionado con su entorno. No sólo se nutre de alimentos físicos, sino también de los *qi* de la naturaleza, del Cielo y la Tierra. El *qi* es el combustible básico del cuerpo pero también su sustancia. El cuerpo es *qi.* Como tal está sometido a la incesante alternancia de los principios fundamentales, *yin-yang*, al cambio y la transformación. La salud consiste en preservar el equilibrio de esos *qi* que se hallan en incesante movimiento.

La medicina china no sólo reconoce la existencia de un sistema energético, sino que le da prioridad frente a otros sistemas como el sanguíneo o el nervioso. Considera que es el *qi* el que hace funcionar el resto de los sistemas. Si el *qi* circula correctamente, irrigando el conjunto de las células del organismo, el ser humano se halla en equilibrio, está sano. El *qi* no sólo mantiene vivo el cuerpo físico, sino que es la base del funcionamiento psíquico y espiritual de la persona. Los pensamientos, las emociones, las actitudes y comportamientos se nutren de *qi.* Cada órgano está relacionado con emociones específicas. La afección de un órgano no sólo tiene una consecuencia física, afecta determinadas emociones. Y a la inversa, las emociones pueden afectar e incluso dañar al organismo. Cualquier perturbación física, emocional o mental se asocia a una perturbación de la energía. Por ello, toda la terapéutica china está dirigida a equilibrar la circulación del *qi*. Si el *qi* vuelve a fluir correctamente, el cuerpo y la mente sanarán. El diagnóstico médico consiste en identificar los desequilibrios de *qi*. El remedio se dirige no tanto a hacer desaparecer los síntomas como a corregir dichos desequilibrios, a restablecer la circulación armónica del *qi*. Por esta razón para un mismo síntoma pueden prescribirse remedios distintos según el paciente ya que cada persona tiene un esquema energético diferente.

La prevención

La medicina tradicional china es preventiva. Los ejercicios de Qi Gong tienen como finalidad cuidar la salud, evitar que el cuerpo pierda la energía y se dañe. Ya en el *Huang Di Nei Jing,* texto fundador de la teoría y la práctica médicas, se daban los consejos básicos para preservar la salud. Los hombres y mujeres sabían los alimentos que debían consumir, cómo adaptarse al clima, qué ejercicios practicar para mantener el cuerpo sano o cómo regular la actividad y el descanso. Las grandes familias pagaban un médico que se ocupaba de la salud de todos los miembros que habitaban la casa. El médico acudía regularmente, tomaba el pulso, inspeccionaba la lengua, diagnosticaba y prescribía los remedios necesarios. Su función era detectar los desarreglos, insuficiencias o bloqueos energéticos que podían originarse en el organismo antes de que éste enfermara. Además, instruía a sus pacientes sobre las reglas básicas de la salud. Si alguien caía enfermo, dejaba de cobrar. Este sistema tradicional era muy eficaz pues premiaba la salud y alentaba a permanecer vigilantes ante cualquier signo de desequilibrio. Médico y paciente se hallaban implicados en el cultivo de la salud.

El concepto chino de la salud es diferente del nuestro. Si para nosotros estar sano es no estar enfermo, para los chinos estar sano es disponer de una reserva de *qi* suficiente para hacer frente a las dificultades que puedan surgir. Uno puede no padecer una enfermedad y no por ello gozar de buena salud. Un exceso o déficit de *qi* pueden estar preparando el terreno para que la enfermedad aparezca. Tener salud es gozar de un potencial energético, disfrutar de una circulación amplia, regular y equilibrada de *qi*; es la capacidad de adaptarse a los cambios ya sean los que el cuerpo sufre a lo largo del día, de las estaciones del año o de las edades de la vida. La salud es algo que se cuida, que se cultiva día a día. En China, muchas personas empiezan el día ocupándose de su salud. A través de los ejercicios cotidianos, tratan de tener esa reserva de energía en las mejores condiciones. Mover el cuerpo, estirarse y doblarse, inspirar y espirar, son formas de prevenir la aparición de enfermedades.

Un mecanismo natural de autorregulación

La medicina china se basa en el presupuesto de que el cuerpo posee su propio mecanismo de autorregulación. Basta activar y regular el sistema energético para que el cuerpo prosiga por sí mismo el proceso de curación. El *qi* que circula correctamente sanará los órganos, tejidos y células dependientes. Por ejemplo, si el paciente tiene un problema ocular el médico empezará posiblemente por tratar las energías del hígado; al corregir el desequilibrio energético, los síntomas desaparecerán por sí mismos. El método curativo del Qi Gong empieza por llenar las reservas de energía, es decir, por crear las condiciones adecuadas para que el cuerpo pueda sanar los desequilibrios. La repetición regular de los ejercicios permite aumentar el potencial de *qi* de la persona, su energía vital y su fuerza inmunitaria; refuerza los mecanismos y recursos naturales del cuerpo para sanar.

La medicina budista

La medicina budista incide en particular en el tema del sufrimiento humano y da a la enfermedad una interpretación particular que halla sus significados en el marco de una visión global sobre el hombre y la existencia. La tradición médica budista se inspira en las enseñanzas de Buda. Tras salir del palacio de su padre, el príncipe Gautama Siddhartha (-560/-480) descubre la existencia de la vejez, la enfermedad, la muerte y la miseria. Busca entonces la vía para liberarse del sufrimiento que caracteriza la existencia humana y comprende su naturaleza y el modo de liberarse de él en la experiencia del despertar, la *bodhi*.

Según las Cuatro Nobles Verdades reveladas por Buda –denominadas *Dharma* o Ley Búdica–, el sufrimiento proviene del apego del ser humano a la existencia. La sed de existencia *(tanha)* mantiene al hombre atrapado en la ilusión de un yo unitario y permanente y en el ciclo de los renacimientos sin fin. El camino para liberarse del sufrimiento se halla en el desapego a todo deseo. Entonces el *karma* deja de producirse y el hombre puede liberarse de la interminable rueda de las existencias en la que se hallaba atrapado, el *samsâra*. Comprender la verdadera naturaleza de las cosas, que la esencia de todos los fenómenos es la vacuidad, he aquí la vía de la liberación. En el estado de la *samâdhi*, la contemplación justa, se reconoce la impermanencia de todas las cosas. El mundo fenomenal no es más que apariencia, no tiene realidad en sí. Es pura ilusión *(mâyâ)*.

La medicina budista se integra en un sistema de pensamiento que busca la liberación humana. La verdadera enfermedad es el sufrimiento humano. Buda representa al médico por excelencia ya que conoce el remedio radical, es decir, la vía para liberarse de las sucesivas muertes y renacimientos. Basada en las enseñanzas de Buda, la tradición terapéutica budista es una medicina del cuerpo y el espíritu.

LAS CAUSAS DE LA ENFERMEDAD

Desde la perspectiva taoísta, la enfermedad indica que el ser humano ha perdido la armonía con las energías del Cielo y la Tierra; las fuerzas *yin-yang* se hallan desequilibradas. Desde la perspectiva budista, la enfermedad es la consecuencia del *karma*. Para ambas se trata de una ruptura de las leyes naturales.

Perspectiva taoísta
Desde la perspectiva de la medicina china taoísta, la enfermedad es la consecuencia de una irregularidad o bloqueo de *qi*. Cuan-

do el flujo de *qi* es deficiente o se obstruye, las células, los tejidos y los órganos se debilitan. Con el tiempo, la enfermedad acaba apareciendo.

Según la medicina china tradicional, las enfermedades físicas y los trastornos psíquicos y emocionales son consecuencia de un grave desequilibrio del sistema energético. Este desequilibrio puede ser debido a diferentes tipos de causas. Las causas externas se refieren a *qi* nocivos que penetran y dañan el organismo. A esos *qi* se les denomina los Seis Males y, cuando se dan en exceso, son: viento, calor, humedad, sequedad, frío y fuego. Por esta razón se desaconseja practicar Qi Gong en circunstancias en las que se es vulnerable a ellos. Las causas internas de la enfermedad son las reacciones emocionales que también pueden perturbar el organismo pues desencadenan energías que alteran el fluir natural del *qi*. Se las conoce como las Siete Emociones: rabia, alegría, preocupación, ansiedad, tristeza, miedo y susto; y se las agrupa en cinco categorías (la tristeza se considera una ansiedad aguda y el susto un miedo agudo). Cada una de ellas se asocia a un órgano concreto y a uno de los cinco elementos. Por fin, existe una tercera causa de las enfermedades, ni externa ni interna, que agrupa accidentes, traumatismos, desequilibrios en la dieta, perturbación del sueño o falta de ejercicio físico, es decir, todo aquello que atañe al estilo de vida.

Los males mencionados obstruyen poco a poco la energía y pueden perjudicar gravemente el equilibrio de la persona. Si no son tratados a tiempo preparan el terreno para que la enfermedad se genere. El arte médico estriba justamente en identificar los desarreglos del flujo de la energía por mínimos que sean y tratarlos antes de que surja la enfermedad.

Perspectiva budista

La medicina budista se basa en la ley de la causalidad, formulada en el *Agama Sûtra*. Desde esta perspectiva, la enfermedad es fruto del *karma*, es decir de los actos o acciones realizados en existencias anteriores, ya sea mediante el cuerpo, la palabra o el pensamiento, que condicionan las existencias futuras.

Palabra de origen sánscrito, el *karma* designa la acción y su consecuencia. El concepto de *karma* aparece por primera vez en las *Upanishads* (-1000/-500), textos que narran la visión cosmológica hindú, asociada a la noción de *samsâra*, la transmigración del alma a través del ciclo de las reencarnaciones. Los seres humanos renacen según la naturaleza de los actos realizados en existencias pasadas, son herederos de un *karma*. El *karma* se compara a una semilla que engendra las condiciones de las existencias futuras. No es un castigo o una recompensa, es la consecuencia natural de los actos realizados precedentemente. Esa herencia kármica explica las diferencias existentes entre los seres humanos. La vida humana y la sucesión de existencias es una cadena de actos y consecuencias en las que el presente, fruto de las acciones pasadas, condiciona el futuro. Si en su primera acepción, el *karma* se refería a los hechos o actos, el budismo puso énfasis en la intención que precede al acto.

El *karma* se manifiesta en el cuerpo y en tendencias de carácter o comportamiento que influyen sobre el individuo. Para liberarse de él, hay que desapegarse de todo deseo. La función del Qi Gong o de otras técnicas de meditación como el yoga es la de ayudar a desprenderse de los deseos que engendran el *karma* y a comprender que todos los fenómenos, incluido el ego, son ilusión. El ciclo de los renacimientos puede entonces llegar a su fin.

LA TERAPÉUTICA DEL QI GONG

La terapéutica para curar las enfermedades y desequilibrios está constituida por un conjunto de remedios, posturales y respiratorios que tratan a la vez el funcionamiento del cuerpo, la mente y el espíritu. Es una terapéutica global. Se basa en la estabilización y el equilibrio del cuerpo –el enraizamiento sólido sobre la tierra, el estiramiento natural hacia el cielo, la verticalidad– que permiten activar la circulación del *qi* a través de los diferentes canales. Desde un punto de vista más trascendente, la finalidad de la terapéutica del Qi Gong es el reconocimiento de la vacuidad *(kong xing)* anterior a la aparición del cuerpo de materia. La práctica de la meditación, la postura y la respiración es un medio para hacerse conscientes de la cadena kármica que liga al ser humano a la rueda de los renacimientos. Cuando éste ajusta su pensamiento, sus palabras y sus acciones, puede liberar su *karma*. La curación aparece como un viaje hacia la identidad, entendida como la vibración auténtica que corresponde a cada uno; viaje a través de la densidad corporal hacia la justeza y la transparencia.

Adoptar la postura correcta

La curación consiste necesariamente en recuperar el eje central y activar el *qi*, que regenerará los diferentes órganos y tejidos corporales. El solo hecho de colocarse en la postura correcta modifica los patrones energéticos. Mantenerse derecho, en ese equilibrio perfecto que gira entorno al primer *dan tian*, permite que el *qi* empiece a activarse. «Si mantienes la espalda recta, no contraerás enfermedades», dicen los maestros de Qi Gong.

El estrés, el cansancio, la angustia, la depresión o la enfermedad son el reflejo de un cuerpo desajustado. El cuerpo desajustado es aquel que carece de equilibrio, que se apoya inestable sobre el suelo, que carece de armonía, de amplitud respiratoria, de *qi*. El centro de gravedad se halla desplazado hacia la parte superior en vez de encontrarse situado en el vientre. Siendo el cuerpo frágil en su base, el peso es llevado como una sobrecarga por los hombros, la espalda, el torso. La persona arrastra tensiones y rigideces.

La armoniosa verticalidad del cuerpo es fuente de salud. Ya sea en las posturas meditativas como en la ejecución de movimientos, todo el arte del Qi Gong consiste en permanecer en equilibrio. El sistema energético es directamente dependiente de la estática corporal. Si el cuerpo está ajustado al eje vertical, si el centro de gravedad está situado en el vientre, entonces el *qi* puede fluir correctamente a través de la órbita microcósmica formada por los dos canales principales responsables de los grandes equilibrios de energía, los doce meridianos de los que dependen los sistemas orgánicos y los minúsculos canales que llevan el *qi* a cada célula del cuerpo. A medida que el cuerpo se alinea con el eje central, van eliminándose los obstáculos que impiden la libre circulación de la energía. El Qi Gong activa y armoniza el flujo de *qi*, corrige los excesos y deficiencias. El *qi* se hace más amplio y vigoroso.

Guardar, nutrir y hacer circular el *qi*

Puesto que la vida es condensación de *qi,* y la muerte, disipación, para mantenerse en buena salud y curar las enfermedades hay que guardar, nutrir y hacer circular el *qi*. «El que sabe hacer circular el *qi* preserva su integridad y aleja las fuerzas perniciosas que podrían perjudicarlo.»[1] Si no se preserva el *qi,* la fuerza vital declina. Si se mantiene o acrecienta, el *qi* impregna el cuerpo y el espíritu, manifestándose en todos los planos de la actividad humana.

Hay dos maneras de potenciar y hacer circular el *qi* en Qi Gong, ya sea a través del cuerpo o de la mente. Las formas dinámicas utilizan principalmente el movimiento. Cuando se realiza ejercicio físico se requiere la acción de diferentes músculos, que activan la circulación de la sangre y del *qi*. Cualquier movimiento precisa *qi*. Cuantos más músculos se activan, más *qi* se necesita. Al trabajar una determinada región del cuerpo, el *qi* afluye hacia ella. Al finalizar el ejercicio una parte de *qi* se pierde por los poros de la piel y la otra se redistribuye a través de la red de canales. Cuando se utiliza el pensamiento, en sincronía con la respiración, se nutre más eficazmente el *qi* porque se reduce la cantidad perdida. Existen ejercicios específicos que inducen el *qi* hacia diferentes regiones del cuerpo como, por ejemplo, el estómago, el riñón, el pulmón u otro órgano, las extremidades, el *dan tian,* e incluso los huesos, la médula o el cerebro.

Las formas estáticas o meditativas utilizan la mente para guiar el *qi*. Ahí donde va el pensamiento, va la energía. La mente indica el camino que el *qi* debe recorrer, lo precede, y el *qi* lo sigue. De este modo puede concentrarse el *qi* en un miembro, una región o un órgano debilitado. Desde la antigüedad los chinos usaron técnicas de control mental para dirigir el *qi* hacia aquellas zonas del cuerpo que lo requerían. Podían así fortalecer o curar el organismo a voluntad. Las técnicas de autocuración aconsejan empezar por concentrar la mente en el primer *dan tian*, la reserva energética básica, a fin de llenarlo de *qi*. Esto es especialmente recomendable cuando se está muy frágil. Puede hacerse en cualquiera de las posturas inmóviles, ya sea estirado, sentado o de pie. A medida que se recuperan las fuerzas, pueden emprenderse ejercicios más dinámicos. Existen ejercicios de visualización que facilitan la dirección del flujo energético hacia los lugares deseados. Basta con visualizar la entrada de *qi* a través de las diferentes puertas de energía, como el punto de la coronilla, el de las plantas de los pies o el de las palmas de la mano, para que la circulación de *qi* se incremente.

Tan pronto como se empieza a cultivar el *qi* el proceso de curación se pone en marcha. Evidentemente, éste será más o menos difícil según el estado de salud. Resulta más lento y costoso cuanto más grave es la enfermedad. Desde el momento en que se inician los ejercicios, suele notarse un incremento o recuperación de energía. El *qi* repara órganos, reconstruye tejidos y células. Los síntomas no siempre desaparecen enseguida. A veces incluso pueden agravarse pero con el tiempo van paliándose hasta desaparecer. El Qi Gong no trata tanto de aliviarlos de forma inmediata como de eliminarlos de raíz, y para ello ataca la causa que los ha provocado. Son el aspecto visible de modelos energéticos interiores. A medida que se vence la enfermedad, los niveles de energía van aumentando.

Preservar la armonía del corazón

Una de las reglas terapéuticas del Qi Gong es la de preservar la armonía del corazón *(xin)*. Se trata de «guardar la armonía en el interior, en el corazón, centro del cuerpo humano, hacia el que todo converge; porque en él se concentran, se unifican, los influjos de *qi* más puro que circulan en la persona. El corazón, vaciándose de toda avidez, de toda pasión, de todo pensamiento y de todo querer, reina como Soberano sobre las vísceras y los órganos [...]. Puede llegar al equilibrio y la serenidad que permiten la comunicación con el *Dao*».[2]

Para armonizar el corazón hay que apaciguar las emociones y calmar el espíritu.[3] Entonces el cuerpo se relaja y el riesgo de contraer enfermedades desaparece. Hay que "entrenar el espíritu para volver al vacío", es decir, entrar en un estado de vacío mental. Lo primero es desprenderse de las preocupaciones y lograr un estado de concentración sutil. Esa concentración, más que perseguirla hay que dejarla aflorar, debe ser ligera y flexible como una pluma. Algunos maestros aconsejan centrar la mente en una sola idea, en el ritmo pausado de la respiración o en la imagen de un paisaje. Para retener el *qi* hay que permanecer en un estado de paz interior. Como dice el *Huang Di Nei Jing*, «en la quietud y en el vacío, se acoge el *qi* auténtico, el *jing-shen* (esencia/espíritu, soplo ligero y sutil que anima la esencia del hombre) se guarda en el interior. ¿Cómo podrían así aparecer las enfermedades?».[4]

La salud es una cuestión de armonía. Para conservarla, el ser humano debe preservar su rectitud interna. Para nutrir el cuerpo y el *qi*, hay que nutrir el espíritu, permanecer sereno. «No se puede retener el *qi* por la fuerza, pero se le puede retener con la tranquilidad y la virtud. No acude a la llamada de la voz pero sí de la intención.»[5] Para que el cuerpo esté en armonía, esté sano, hay que armonizar el corazón, vivir en armonía consigo mismo, con los demás seres y con el cosmos, alimentar y perfeccionar la naturaleza espiritual. Entre la salud corporal y la salud espiritual hay una relación íntima. Siguiendo el camino del *Dao*, la vía del actuar natural, se cultiva la vitalidad.

Curarse: una escucha interior

Según los principios budistas, curarse es liberarse del sufrimiento almacenado y guardado en el cuerpo. En el *Agama Sûtra*, uno de los textos fundamentales del pensamiento budista, se dice que el primer elemento que compone la humanidad es el sufrimiento *dhukka*, que significa literalmente "amargura del corazón". Para curar esa amargura, el ser humano debe aprender a escuchar su sufrimiento. A esa actitud se la denomina en sánscrito *satya dhukka*. Consiste en identificar el sufrimiento interior, ser consciente de él y observarlo atentamente tratando de comprender su origen. El sufrimiento posee un mensaje. Para liberarse de él, hay que observarlo en una actitud de desapego, aceptándolo sin juicios de valor y transformándolo. El primer paso hacia la curación es el reconocimiento de los sentimientos negativos como la ira, el odio, la tristeza o el miedo.

Las posturas meditativas del Qi Gong permiten entrar en un estado de silencio interior y observar las cosas con profundidad para discernir su verdadera naturaleza. Como en la meditación del *Zazen*, el practicante debe dejar emerger las sensaciones corporales, las emociones o los recuerdos sin reprimir nada sino al contrario viviéndolo conscientemente. El gesto y la respiración así como las aberturas que se van creando paulatinamente ayudan a liberar y a transformar los contenidos negativos. La energía que servía para fijar las estructuras del dolor puede circular de nuevo y ser canalizada positivamente. La desesperación, el rencor u otras formas de sufrimiento pierden poco a poco su fuerza y pueden ser transformadas; por ejemplo, la cólera puede convertirse en amor. Los budistas comparan el amor a una semilla *(bija)* que puede germinar de las pasiones o sentimientos negativos. La práctica del Qi Gong se concibe como una vía para atravesar el sufrimiento y transmutarlo en una abertura del corazón.

El cuerpo cuenta su historia

El trabajo corporal es muy profundo, la persona se ve implicada en su totalidad. Sanar el cuerpo supone modificar esquemas físicos, psicológicos y afectivos. La penetración del *qi* a través de las capas corporales se acompaña de la liberación de tensiones del cuerpo físico y de la inscripción de vibraciones más sutiles en el cuerpo vibratorio. A medida que el *qi* se abre camino, se liberan viejas memorias. Éstas atañen a los contenidos inscritos en esa materia compleja que es el cuerpo, ya sea la memoria relativa a la experiencia vital, al *karma*, a la vida embrionaria, la memoria del *qi* invisible o la memoria de la vacuidad original. El despertar de esas memorias puede manifestarse en forma física y activar reacciones emocionales y psicológicas diversas. Algunas personas pueden incluso experimentar desmayos, síncopes o catarsis.[6] El ejercicio de Qi Gong permite que afloren contenidos inconscientes. Cuanto más se desciende el peso a los talones, más se abre el cuerpo al *qi* y más se liberan los contenidos silenciados. La persona se halla confrontada a los instintos, emociones y tendencias, con todo lo oculto en el interior, lo reprimido y callado. Los paralelismos con el psicoanálisis son evidentes. Ahora bien si en el psicoanálisis la palabra es la que hace emerger contenidos inconscientes, en el Qi Gong esos contenidos surgen a través del cuerpo sin necesidad de apelar a una operación de orden mental. Enraizarse, relajar el diafragma, crear aberturas corporales es crear un espacio para que la angustia, el miedo o la tristeza se liberen; es un descenso en los arcanos del cuerpo y el ser.

Hacia la Vacuidad original
La curación consiste en recobrar el estado de vacuidad, denominado *sûnyatâ* en sánscrito y *kong xing* en chino. Los principios de esta terapéutica se hallan en el *Prajnâ Pâramitâ Sûtra*,[7] el *Sutra del corazón*, uno de los textos más importantes de la tradición budista. En él, Buda Sâkyamuni da respuesta a Sariputra, uno de sus discípulos, quien le interroga sobre la diferencia entre el universo manifiesto y el mundo invisible. Las palabras de Buda son: «Sariputra, la forma es vacuidad y la vacuidad es forma; la vacuidad no difiere de la forma, la forma no difiere de la vacuidad. Todo lo que es forma es vacuidad; todo lo que es vacuidad es forma. Lo mismo es cierto para los sentimientos, percepciones, impulsos y conciencia».[8]

En sus palabras Buda Sâkyamuni equipara el mundo de las formas y la vacuidad, la forma y la no-forma. Todo fenómeno o cosa posee una forma en tanto que es perceptible por los sentidos, posee una existencia relativa. Pero al mismo tiempo nada existe en un sentido absoluto, todo fenómeno está vacío, es el fruto de una ilusión. Nada tiene una existencia por sí misma. Así, la enfermedad puede ser entendida como una forma, como el contorno de un estado de vacuidad.

«Estamos tan escindidos de la memoria de la vacuidad que caemos enfermos –dice la maestra Wu Santaro–. Es en el vacío que se halla el lleno. Si el valle no está vacío, ¿cómo podría haber eco?» Estas palabras expresan una idea esencial del pensamiento chino: aunque sustancialmente diferentes, la noción budista de vacuidad puede relacionarse con la noción taoísta del vacío. Es el vacío que engendra a través de la acción del *qi* transformador la diversidad de todas las cosas, los cien mil seres, la totalidad: el lleno. La creación del cosmos es generada a partir del vacío, que contiene la totalidad en potencia. La curación implica un retorno hacia el vacío porque es en él que puede generarse un nuevo estado de salud. Es en la inmensidad espacial interior –en el valle– donde circula el libre movimiento del *qi* –el eco–, principio generador de la vida.

Recobrar la salud es encontrar la memoria de la no-forma, hallar la dimensión invisible que precede a la manifestación del cuerpo físico. Antes de la creación de la materia, había el vacío. El cuerpo es portador de ese vacío que lo ha precedido y originado. La salud es una memoria corporal, una potencialidad del cuerpo enfermo. La función del médico budista es la de ayudar al paciente a encontrar el camino hacia la vacuidad. En la tradición budista se considera que el individuo lleva latente la memoria de su propia concepción. Se dice: «En el centro de mi cuerpo hay la memoria de la comunión del corazón del esposo con la esposa». Cuanto más grave es la enfermedad, más lejos hay que remontar en la memoria del origen, alcanzando si es necesario el tiempo anterior a la concepción. La curación aparece como un camino a labrar para recobrar esa memoria resguardada en el interior como una resonancia original, esa no-forma que hay más allá de la forma.

Despojarse de las viejas ideas

El retorno a la Vacuidad requiere despojarse de todo lo conocido, las viejas ideas y formas de ver las cosas. La tradición budista representa este proceso a través de la transformación de Sariputra, el discípulo de Buda. A pesar de su avanzada edad, Sariputra aparece bajo la apariencia renovada de un joven tras liberarse de lo conocido. A través de esta imaginería, la tradición budista nos dice que la curación no es sólo una reparación del cuerpo físico, energético o vibratorio; las lesiones de la enfermedad afectan otras dimensiones del ser que tienen que ver con la imagen que uno se forja de sí mismo y de la realidad.

Se puede superar un estado de enfermedad liberándose del pensamiento fijo, de las ideas preconcebidas. Dar nombre a la enfermedad puede ser contraproducente para el enfermo, que en vez de reaccionar positivamente puede sentirse condenado. El modo en que se concibe la enfermedad y se reacciona ante ella tiene una gran influencia en la evolución de ésta. Numerosos estudios médicos muestran que las emociones y los pensamientos tienen un efecto importante sobre el estado de salud. Si ante un diagnóstico difícil, la persona reacciona de manera temerosa y deprimiéndose, las probabilidades de curarse disminuyen. Si, por el contrario, no se siente amenazada, la reacción inmunitaria del cuerpo es mucho más eficaz y las probabilidades de curarse aumentan. La práctica de la meditación en el Qi Gong conecta a la persona con estados profundos de conciencia más allá del pensamiento ordinario. Se puede entonces superar las ideas negativas que nos hacen prisioneros de la enfermedad y conectar con emociones positivas que ayudan a combatirla.

Hacia la verdadera identidad

La enseñanza del Qi Gong enseña que uno no puede realizarse sin aceptarse. Sanar es acoger todas las memorias emocionales guardadas en el interior. Desde la óptica budista, lo importante es la reconciliación y el perdón. No hay reconstrucción corporal sin curación psicológica y emocional. Curar las heridas impresas en el cuerpo, en el ser, es perdonar: a uno mismo y al otro. Muchas personas que practican Qi Gong inician un proceso de reconciliación con familiares o personas con las que ha habido relaciones difíciles. Reconsideran su pasado bajo una mirada más positiva y resuelven aspectos de su carácter y comportamiento que les han ensombrecido o dañado. A través de la práctica corporal se hallan cara a cara con su experiencia vital, pudiéndola observar de una manera más neutra y distanciada. La liberación de las tensiones emocionales forma parte del camino de retorno a la verdadera identidad. Ésta se asocia a la ausencia de lesiones vibratorias, al estado del *qi* lleno, a la vacuidad. Para hallar el verdadero rostro hay que remontar lejos en la memoria, dicen los budistas. Este proceso pasa por liberar el pasado personal antes de recobrar la memoria del *qi* invisible, es decir, la vibración anterior a la constitución del cuerpo de materia. La verdadera identidad se sitúa más allá de la personalidad mundana, se vincula al mundo invisible.

LOS BENEFICIOS DE LA PRÁCTICA DEL QI GONG

Liberación de energía y mejora orgánica

Uno de los beneficios de la práctica del Qi Gong es la liberación de la energía que se hallaba retenida debido a tensiones de índole diversa. Esa energía liberada es empleada, en primer lugar, en reparar los desequilibrios físicos. A medida que se practica, el *qi* halla nuevas aberturas, estimulando la circulación de la sangre,[9] eliminando progresivamente las toxinas y procurando una mejora del sistema respiratorio y de los diferentes órganos. De manera gradual, el cuerpo recupera su equilibrio, los huesos se mineralizan, los músculos y tendones se tonifican y flexibilizan, el sistema nervioso se refuerza. Aumenta la respuesta inmunitaria, la capacidad de resistir a condiciones físicas y situaciones adversas mejora.

El Qi Gong activa el circuito parasimpático, aquella parte del sistema nervioso vegetativo que, junto con el sistema simpático, actúa independiente de la conciencia y la voluntad regulando diferentes funciones como el aparato circulatorio y digestivo, las glándulas de secreción, la musculatura lisa, el metabolismo o el funcionamiento de los órganos internos. Mientras el sistema simpático activa el cuerpo preparándolo para responder a situaciones de peligro o sobrecargas emocionales, el parasimpático favorece el restablecimiento y la economía de las energías. Parece demostrado que las personas que sufren traumas emocionales o largos periodos de estrés tienen tendencia a padecer trastornos de los órganos y funciones dependientes del sistema nervioso vegetativo. El Qi Gong, al estimular la porción parasimpática, las restablece. Permite que el cerebro se relaje, procura una digestión eficaz, sueño profundo, mejora el aparato circulatorio, favorece la secreción de glándulas, etc.

A medida que se avanza en la práctica, el caudal de energía disponible va en aumento y puede emplearse para la realización de otras actividades. Todo ello contribuye a ralentizar el proceso de envejecimiento tal y como los tratados de Qi Gong aseveran desde tiempos antiguos.

Serenar la mente y las emociones

Estudios realizados en China demuestran que el Qi Gong mejora la memoria, la concentración y la claridad mental. A menudo, la mente vagabundea distraídamente de un pensamiento a otro; se piensa en más de una cosa a la vez sin ser plenamente consciente de ello. Los ejercicios ayudan a prestar atención a cada gesto y movimiento. Ello aumenta la concentración y la capacidad de vivir el instante presente. Al equilibrar la energía de los cinco sistemas orgánicos se equilibran las emociones asociadas. La práctica corporal calma las tensiones y mejora el carácter.

Una mayor percepción y comprensión

Muchos practicantes constatan a menudo que tras una sesión de Qi Gong hay una mayor acuidad perceptiva. Los taoístas denominan a la visión ocular «los ojos del cuerpo» y afirman que a través de los ejercicios puede mejorarse. Distinguen otros niveles de percepción que pueden lograrse a través del Qi Gong. «Los ojos del cielo» permiten percibir la energía, ya sea en forma de sensación, de luz o de color.[10] Otro nivel de percepción es la mirada interior, denominada «los ojos del sabio», que permite visualizar el interior del cuerpo. Los taoístas idearon numerosas técnicas de visualización para adquirir este tipo de percepción. Podían así conocer el estado del cuerpo, canalizar el *qi* a voluntad y operar las transmutaciones necesarias a la obra alquímica. Más sutil todavía es la percepción de la naturaleza de la realidad. Sólo aquellos que han desarrollado los «ojos de Buda» pueden comprenderla.

A través de la práctica, se eleva el espíritu, *shen*. La persona se armoniza con el Cielo y la Tierra, es el eje de unión entre esos diversos planos. No sólo el cuerpo sana sino que el espíritu se afina.

7. HACIA UN NUEVO CUERPO

Las motivaciones que llevan a practicar Qi Gong son muy diversas: el deseo o la necesidad de hallar un mayor bienestar físico, una situación de enfermedad o una dificultad personal, un interés profesional o una búsqueda existencial o espiritual. Los siguientes testimonios de practicantes de Qi Gong[1] revelan etapas y momentos importantes que han marcado la vivencia corporal, descripciones de cambios físicos y psicológicos, repercusiones sobre la vida cotidiana y reflexiones sobre la identidad. A través de la palabra, el practicante reflexiona sobre su experiencia y la reorganiza dándole un sentido. La práctica corporal lleva a la emergencia de contenidos interiores y permite hallar respuesta a inquietudes e interrogantes esenciales sobre la trayectoria vital de cada uno, sus valores esenciales, el sentido de la vida.

Françoise

Es psicoterapeuta y en su trabajo ha integrado la enseñanza del Qi Gong como un instrumento complementario de las técnicas terapéuticas tradicionales. La entrevista tiene lugar en su consulta. En las paredes, algunas fotos de los talleres de Qi Gong que realiza con sus pacientes. Tiene sesenta años y hace ocho que practica Qi Gong. Cuando empezó estaba gravemente enferma.

Empecé a practicar Qi Gong porque sufría de una hepatitis. Era una hepatitis A. Los médicos no se habían dado cuenta porque la tenía en estado latente. Ninguno supo hacerme el diagnóstico acertado. Caí gravemente enferma. De ello, hace ocho años. No podía permanecer de pie más de cinco minutos sin desmayarme. Perdía peso. El primer día, cuando vi toda esa gente de pie, inmóvil, me dije: «Esto no es para mí. No podré aguantar una hora de pie». Pero lo intenté. Me acuerdo que hicimos un ejercicio que activa la energía del hígado. Yo no llegaba ni siquiera a levantar los brazos, me quedaba sin aliento. Estaba realmente mal. A pesar de ello, aguanté. Cuando acabó la clase, había permanecido una hora de pie y me sentía bien.

Nací con una deficiencia del hígado. Mi madre no me dio el pecho y estuve a punto de morir de hambre. Fue durante la guerra.[2] No soportaba la leche en polvo. Durante la adolescencia me caí y me rompí el cóccix. A los veintitrés años empecé a tener unas migrañas muy fuertes que fueron intensificándose con los años. Era muy doloroso. Cinco días de cada siete. Lo intenté todo. No encontraba ningún remedio. Luego, cogí una hepatitis. Sabía que la medicina no podía hacer nada por mí. Estaba desesperada. No podía hacer yoga ni ejercicio físico. No podía hacer ningún esfuerzo. Un año antes de empezar el Qi Gong había perdido 12 kilos.

Me di cuenta de que había algo (se refiere al Qi Gong). *Me organicé con mis clientes para tener más tiempo libre y poder practicar durante la semana. Era un verdadero combate. Un descenso a los infiernos. Después de los ejercicios estaba cansada, tenía dolor de cabeza, vomitaba. Eso duró tres años. La limpieza principal del hígado se hizo en tres años. Un día vomité durante cinco horas seguidas. Mi familia no quería que continuara.*

¿Qué te hizo continuar?

Mi cuerpo estaba deteriorado. Lo comprendí hablando con otros practicantes de Qi Gong. Sin el ejercicio hubiera podido desarrollar un cáncer de hígado. El ejercicio me sentaba bien. Cuando era joven había hecho mucha gimnasia. Ahora, volvía a recuperar mi cuerpo. Me di cuenta de que las crisis se iban espaciando, que los dolores de cabeza eran menos violentos. Todo

ello se fue dando poco a poco. Uno vive años con dolores y pro-
blemas interiores sin ser consciente de ellos. El trabajo corporal
hace que surjan. Ante la extensión del desastre, tenía que perseve-
rar. Yo tenía mucha voluntad. Me había obligado a anestesiar el
dolor. Había criado a cuatro hijos y estaba agotada. Practicando
tuve muchas crisis: cistitis, sinusitis...

¿No pensabas que estabas enfermando más?

No. Sabía que se trataba de limpiezas.[3] *Con este trabajo vuel-*
ves a pasar las etapas de crecimiento que no has completado. He
tenido muchos dolores de huesos. He vuelto a sentir los dolores de
la pre-adolescencia, cuando los huesos crecen. El Qi Gong hace
emerger las enfermedades que has frenado con los medicamentos.
Es el medio para eliminarlas. Yo tenía un fibroma que ha desapa-
recido gracias a la práctica. El ginecólogo me dijo un día: «Pero
¿dónde está el fibroma? No lo encuentro». Los ginecólogos quer-
ían extirparme el útero. Afortunadamente, mi hermano es médico y
me dijo que no lo hiciera. Con el trabajo del Qi Gong se curó solo.

Los dolores de cabeza han desaparecido. También he cambia-
do físicamente. Antes, como el hígado no funcionaba bien, tenía
granos y manchas en la piel. Mi piel no es la misma ahora. Una
vez una mujer me preguntó si me había hecho un lifting. *Mi mira-*
da también ha cambiado. Eso ocurre cuando el sufrimiento desa-
parece. Vivimos con dolores de los que no somos conscientes. De
hecho, yo era capaz de analizar mi sufrimiento psicológicamente.
Pero el sufrimiento está en el cuerpo, en los tejidos. Es por esa ra-
zón que hay que hacer un trabajo de este tipo.

También he tenido sueños. Hay muchas cosas no dichas en la
familia que salen a la luz. Para mí eso ha sido espectacular: los
lazos de familia se transforman. Debido a mi infancia, yo era una
persona que no expresaba demasiado la ira. La ira está relacio-
nada con el hígado. Ahora soy capaz de sentirla. He comprendido
ese sentimiento: no me refiero a la cólera emocional que te arras-
tra a estados catastróficos, sino a la ira como una manifestación
energética controlada.

¿Cómo explicas la enfermedad de hígado que has padecido? *Es kármica. Yo tenía una abuela maternal que sucumbió al alcohol y se destrozó el hígado. Había pues una tendencia genética. Por otro lado, mi madre se quedó embarazada cuando llegaron los alemanes. Me separaron de ella nada más nacer. A raíz de la práctica del Qi Gong, he descubierto secretos familiares. Me han contado las circunstancias de mi nacimiento y cómo crecí. Fue muy duro, porque las cosas no se decían. El problema del hígado viene de mi madre, del abandono. Mucha cólera reprimida.*

¿Qué ha cambiado en ti la práctica del Qi Gong? *Ha habido un cambio enorme. Cuando estás enfermo llevas un peso. A mí no había nada que me aliviara. Esa sensación de angustia es muy penosa. El Qi Gong me ha ayudado a desprenderme de la angustia. Es una gran transformación. Luego, la fuerza del cuerpo: tengo una fuerza que no tenía cuando tenía veinte años. La relación con la muerte ha cambiado completamente. He tenido sueños en los que he percibido qué es la luz. La vida me ha hecho encontrar a personas que me recordaban cómo yo era antes. «Fíjate, yo me comportaba así.» La vida te muestra aquella faceta tuya que has logrado superar. Ahora tengo una mayor lucidez, un mayor discernimiento.*

Jean-Michel
Tiene cuarenta años y es ingeniero informático. En su tiempo libre dirige obras de teatro y actúa. Dice ser muy cerebral. El Qi Gong le ha permitido ser consciente del cuerpo y hallar un equilibrio interior.

Hace once años que practico Qi Gong. Para mí ha representado ante todo el encuentro con un maestro. Luego está el trabajo corporal en sí. Me ha aportado una verdarera confianza. No ha habido revoluciones drásticas. Es algo progresivo, uno va tomando consciencia. Para mí el Qi Gong es un método exterior que te permite descubrir tu interior. Es una búsqueda que debes hacer por ti mismo. Todos los domingos acudes al curso, te plantas ante un maestro. Es una búsqueda ritualizada. Me he dado cuenta de que soy más frágil de lo que me imaginaba. Uno confunde fácilmente la rigidez con la fuerza. Antes presumía de no estar nunca enfermo. Pero hay que dejar salir las cosas, las tensiones. Más vale padecer hoy pequeñas enfermedades que una grave en el futuro. Soy ingeniero en informática y estoy siempre en contacto con gente que desconoce este tipo de trabajo. Hay algo más que el puro materialismo. Al principio para mí se trataba sobre todo de confiar en un maestro. El trabajo corporal me resultaba algo lejano, algo muy lejano y a la vez muy cercano. Me seducía el discurso, me gustaba su rigor. Al principio entendía las cosas de una manera muy mental, yo era muy cerebral. Me ha costado tiempo antes de que las cosas se encarnen. Discutía con otros practicantes que se preguntaban cómo este trabajo podía funcionar en mi caso. Desde hace poco, me doy cuenta de que hay que dejar estar la cabeza y dejar hablar al cuerpo. ¡Pero me ha costado mucho tiempo!

Jean Michel se queda silencioso unos instantes. Aprovecho para preguntarle qué cambios ha experimentado en estos años de práctica.

Ha habido cambios físicos. Cosas simples. Por ejemplo, puedo salir de la ducha sosteniéndome sobre una pierna. Antes tenía que agarrarme a algún sitio. Ése es un recuerdo muy nítido de la época en que empecé a practicar. La idea de un equilibrio permanente: el cuerpo se siente más seguro. Antes no tenía seguridad al caminar. Mis pies eran rígidos, ahora son más flexibles. También me he hecho consciente de ciertas cosas. He vivido cosas difíciles y ahora me digo «Ten confianza». Hay momentos en los que estoy bastante angustiado, a veces no sé por qué. Hay que saber aceptar la inestabilidad de uno, el no sentirse a gusto, el no saber qué decir. Vivir las experiencias con más calma y serenidad.

Ya no reacciono de la misma manera ante ciertas situaciones. Yo era una persona que tendía a evitar el conflicto. En el teatro, hace un año, estábamos haciendo el último ensayo. Yo era el director de la obra. Había un técnico de iluminación. Le había dado las pautas generales a seguir. El día que montamos el decorado empezó a gruñir, a quejarse de que el plano no era suficientemente preciso. Exageraba. Al principio, no dije nada, agaché la cabeza. Pero cuanto más agachaba la cabeza, más refunfuñaba él. Refunfuñaba ante los actores a los que yo dirigía. Hasta que reaccioné. «¡No nos vamos a pasar la tarde hablando de esto!» Dije simplemente esta frase. Todo cambió. Se mostró encantador. Antes yo no hubiera osado reaccionar así. Son pequeñas cosas como ésa. Para mí es el fruto de diez años de trabajo.

Con el trabajo corporal he llegado a vomitar. Eso es debido a la distensión del plexo solar. A medida que avanzas, hay una relajación más y más profunda. Tu cuerpo descubre sensaciones nuevas. La práctica se expresa en muchas cosas, en muchos gestos cotidianos. El cuerpo baila. Cuando vas a buscar un objeto, cuando lavas los platos... Hay momentos en los que te sientes bien con todo lo que haces. Algo muy claro para mí, es la marcha a pie. Poner el pie sobre una piedra y saber que no va a resbalar. A veces, ando media hora o más. Antes, cuando caminaba, no sabía disfrutar del camino. Pensaba sólo en llegar. Cuando caminas demasiado rápido, el plexo solar se inclina hacia delante respecto a la pelvis, se descentra. Hay que sosegarse. Vivimos poco en el tiempo presente. Ello causa un desarraigo. Nos retiramos de la vida.

El Qi Gong me ha ayudado también a recitar los textos, gracias a la respiración. Antes, me gustaba recitar pero me cansaba mucho. Sin duda es porque mi cuerpo estaba muy tenso. Me costaba interpretar los papeles trágicos. Sólo interpretaba bien los papeles cómicos, en los que lograba respirar con naturalidad. El trabajo del Qi Gong me ayuda a respirar bien en todo momento. Lo controlo. Puedo relajar las tensiones y me siento más libre.

Jean-Christophe

Empezó a practicar Qi Gong hace siete años, impulsado por inquietudes personales. Afirma que la práctica le ha ayudado a canalizar su propia violencia. Es músico y desde hace unos meses ha empezado a dar clases de Tai Ji Quan.

Creo que siempre he sabido que me faltaba algo. Buscaba una filosofía aplicada, una filosofía activa, una respuesta a la cuestión existencial. Me hablaron del Qi Gong. Comprendí que era una práctica que relacionaba el cuerpo con el espíritu. Lo sentí intuitivamente. Si quería ser alguien de bien, debía ponerme a practicar. Había allí los instrumentos necesarios para la transformación. Es lo que estaba buscando: una filosofía ligada al cuerpo, un trabajo sobre la materia, una verdadera encarnación, un verdadero placer. Modelando una estructura física se modela la estructura psíquica.

Ahora estoy realmente musculoso, musculoso y elástico. El Qi Gong me ha fortalecido y ha calmado mi sistema nervioso. Respiro en el sentido amplio del término: respiro salud, respiro buen humor. Tengo la espalda fuerte. Puedo contar con ese músculo que es un músculo de Qi Gong y de Tai Ji Quan.

Yo no era muy feliz. Me faltaba algo. Enseguida entré en sintonía con este trabajo. He tenido sensaciones extremadamente agradables ligadas al envoltorio muscular. El músculo está muy libre, muy oxigenado. Todos estos ejercicios desarrollan la resistencia pero creando un espacio interior. Es muy agradable. Ello permite liberar las articulaciones. Da una sensación de amplitud.

Cada vez que he necesitado mi cuerpo en situaciones difíciles, mi cuerpo ha contestado «presente». He tenido que intervenir en situaciones peligrosas que hubieran podido acabar mal. En una ocasión, había estado trabajando hasta tarde en un estudio de música y me vi involucrado en una pelea. Tres o cuatro skinheads estaban dando una paliza a un tipo. Me dije: «Hay que parar esto». Irrumpí en su espacio. Le daban patadas; él estaba tendido en el suelo. Hice como si no entendiera qué pasaba, para que me tomaran por un tonto. «¿Pero qué hacéis?» Fue como colocar un grano de arena en un engranaje. Se quedaron perplejos. Luego, apareció un grupo de italianos y todo acabó. Los skinheads se fueron.

Comprendí que en una pelea hay más tiempo de lo que uno puede pensar. Normalmente, te pones nervioso, pero si estás tranquilo tienes mucho tiempo. Ves venir las cosas. Es como si el cuerpo avanzara al ralentí a pesar de que todo sucede muy rápido. Hay una claridad, una sensación de presencia. Saberse desplazar, ser rápido a través de la lentitud. Me quedé asombrado. Comprendí que no había hecho Qi Gong en balde. Aquello me ayudó a reconciliarme conmigo mismo. Me ayudó a comprender qué es la violencia, a no tener miedo. Yo había tenido miedo de ser violento. Antes no conseguía controlar mi propia violencia. Me ha hecho bien saber que puedo echar una mano. Me he dado cuenta de la validez del trabajo corporal. Es realmente un instrumento que permite modificar comportamientos. En el pasado me he encolerizado mucho. Ahora ya no lo hago.

Hay muchos cerrojos que se abren. Rompí una guitarra cuando tenía catorce años. Ahora, gracias a este método de trabajo, he vuelto a retomar la guitarra. Algunos recuerdos me han vuelto a la memoria. Lo curioso es que he tenido sueños organizados y reveladores que me han permitido llegar a algunas conclusiones sobre mi vida. Hay una activación de la vida inconsciente. He podido analizar mi infancia, las condiciones de mi vida; comprender el porqué de mis acciones, comprender mis emociones.

Si uno quiere una amplitud en su vida, debe encontrarla primero en su cuerpo. El gesto debe estar acorde con la palabra. Hay que creer en la belleza del gesto. Yo creo en eso. Trabajando la energía se actúa sobre la materia. La energía se convierte en músculo, en calidad ósea, en hormona, en química. Creo que el cuerpo, que es energía en forma de materia, puede aportar energía al espíritu cuando éste la requiere. Con la actividad del Qi Gong uno se programa de nuevo. Es algo evidente. Basta un espacio interior para no ser violento. Cuanto más haces un gesto de abertura, más te desapegas. Eso te cambia la vida. Lo cambia todo. Pero no hay que tener prisa. Es algo que sucede lentamente.

Catherine
Ha sido actriz de teatro y lleva muchos años dedicada a la naturopatía. Desde hace unos meses padece un tumor en el útero. Según la medicina oficial la única posibilidad es una operación quirúrgica, pero ella confía en el Qi Gong como una vía de curación. Tiene cuarenta y dos años.

Llegué al curso de Qi Gong a través de un amigo que estaba de paso por París y que estaba interesado por esa disciplina corporal. Enseguida sentí que me encontraba en el lugar apropiado. La enfermedad ya se había declarado: un tumor en el útero, lo que llaman un fibroma. Empecé a practicar la verticalidad. Y un día oí decir a la maestra: «La memoria del nacimiento surgirá». Sus palabras me sorprendieron.

Al cabo de diez días tuve unas agujetas muy dolorosas. Al caminar, cojeaba. Yo había hecho ballet durante años y hacía los grands écarts *sin necesidad de calentamiento. Pensaba que no tenía tensiones en las caderas. Y mira por dónde, simplemente por practicar la postura vertical, sufría de unas tremendas agujetas que casi me impidían caminar. Yo nací doblada, con los pies junto a las orejas. Por eso podía hacer los* grands écarts *tan fácilmente. En el hospital me vendaron las piernas, pero tan pronto como me sacaban las vendas mis piernas volvían a doblarse y los pies quedaban tocando la cabeza. Las enfermeras venían a verme. Aquello hacía reír a todo el mundo. Sin duda he sufrido de una luxación de las caderas debida al parto, de la que no me había dado cuenta durante años. Ahora con el Qi Gong no hacía más que aparecer.*

Esa situación duró dos meses, dos meses con unas agujetas terribles, algunos días más fuertes que otros. Pero mi cuerpo me decía que debía seguir. Tras esos dolores, aparecieron las agujetas de la región sacrolumbar. Me acuerdo que un día Kar Fung se acercó a mí y puso su mano sobre las sacrolumbares. «Esto es la memoria del nacimiento. Son quince años de psicoanálisis», me dijo. Lloré. Durante la clase, se puso justo frente a mí. Yo no podía hacer ningún gesto. Sentí como si ella me enviara una energía que me calmaba. Era el día de la madre. Fue entonces cuando comprendí el sentido de esa fiesta: celebrar a la madre es liberarse de la memoria dolorosa del nacimiento.

Esa noche sufrí todos los dolores juntos: las caderas, la pelvis, las lumbares, la espalda, el cuello, la mandíbula. Estaban todos allí, reunidos. Me pasé la noche dando vueltas en la cama. Venga vueltas y más vueltas. Giraba sobre mí misma como si ello me aliviara. Luego me di cuenta de que estaba rehaciendo los movimientos que el niño hace al nacer.

Esto es lo que me ocurrió al poco de empezar a practicar Qi Gong. Yo ya intuía por aquel entonces que tenía un fibroma. La maestra me aconsejó llevar un peso en las muñecas y los tobillos durante la práctica, para facilitar el enraizamiento del cuerpo y la mineralizacción del organismo. Empecé a practicar todos los días. Ahora estoy ajustando los pies para que estén paralelos. Al corregirlos, sientes dolores, aberturas. Ayer, por ejemplo, sentí que la planta del pie respiraba en sincronía con el diafragma.[4]

Yo confío en curarme. Siento que estoy curándome. No es un combate. Es la vida que se expresa y entonces la enfermedad ya no tiene razón de ser. He entendido por qué sufro ese tumor. Hay una herencia familiar. Hace poco me enteré que también mi abuela tuvo un tumor en el útero. La operaron y se lo extirparon. Yo he recibido esa memoria. Son nuestros ancestros que siguen habitando nuestro cuerpo. Yo ya había oído hablar de la memoria familiar, pero ahora es algo que vivo en mi cuerpo. Tengo el mismo nombre que mi abuela, sufro de la misma enfermedad. Quién sabe, quizás ésta viene de más lejos todavía. Hay que curarla.

He descubierto las causas de la enfermedad. Provengo de una familia muy cristiana. Mi abuela no pudo dar el pecho a su tercer hijo. Creo que para no tener más, ella se cerró y sufrió de espasmos en su útero. Es curioso, porque yo cuando era niña tampoco quería tener hijos. El hecho de pensarlo me violentaba. Ahora pienso que era la voz de mi abuela que estaba en mí. El Qi Gong es una vía para encontrarse a uno mismo para encontrar la propia voz. Poco a poco, he ido descubriendo el sentido de mi enfer-

medad: por una parte esa herencia familiar, por otra la manera en
que nací, la luxación, la rotura sacrolumbar. El fibroma pesa más
o menos un kilo. Es un peso, una invitación a enraizarse.
De hecho tan pronto como empecé a practicar Qi Gong sentí
que estaba curándome. Me dije que un día podría aportar mi tes-
timonio a otras personas. En aquel momento fui a ver a un médi-
co, un especialista en ginecología y oncología.

¿Quieres decir que hasta ese momento no habías ido a ver un
médico todavía? ¿Cómo sabías que tenías un fibroma?
Sentía un peso y mi instinto me decía que era un fibroma. El
médico me dijo que había que extirpar el útero y los ovarios. Que
no se podía bromear con esas cosas. Que no había nada que ha-
cer. «El fibroma crece y degenera en cáncer –me dijo–. Es genéti-
co y hormonal, y desgraciadamente no se puede hacer nada.» Me
dije que había hecho bien en ir. Por suerte yo creía en otras vías
alternativas y me decía: «vas a curarte». Como actriz sé que el
útero es la voz, que cuando se opera a una mujer del útero, su voz
cambia. Soy actriz y la voz es algo muy importante en mi vida.
Ahora, debo seguir un tratamiento muy suave. El útero es un ór-
gano muy íntimo, un órgano de suavidad. Debo dejar que mi cuer-
po siga el camino de la curación. Veo el proceso de la curación
como una marcha por la montaña. Hay momentos de pausa; lue-
go uno debe retomar la marcha, y así sucesivamente. Es algo que
yo desconocía. Es algo que requiere tiempo, que exige paciencia,
constancia, confianza en la vida. Este camino me hace descubrir
cualidades personales. La enfermedad no está aquí para castigar-
me, sino para ayudarme a conocerme mejor.

Catherine se detiene un instante. Ha hablado llevada por el deseo de contar su experiencia. Aprovecho para preguntarle qué es lo
que ha descubierto de sí misma.
Ahora disfruto de la vida. He recordado cosas que me han he-
cho llorar. Pero siento un desapego respecto a sufrimientos que en
realidad pertenecen a mi familia, a mis antepasados. Hay que de-

jar emerger el sufrimiento para que desaparezca. Los sufrimientos acumulados surjen en forma de emociones. Yo creía que era una persona dulce y he sentido una violencia interior, pero mantengo siempre un desapego.

¿Ha mejorado tu salud?

El día de la madre tuve la regla y expulsé unos grumos muy grandes. Sentí cómo el útero se movía. (Hace un gesto simulando algo que se da la vuelta.) *Lo sentí como si fuera un músculo. Eliminé una parte del fibroma. Por ello, cuando fui a ver al médico sabía que la curación era posible.*

Ahora todavía siento el fibroma. No es doloroso pero pesa, me tira. A veces deseo con todas mis fuerzas que me lo saquen, y entonces comprendo que la gente recurra a la cirujía. Pero hay algo en mí que sabe que el fibroma está ahí para decirme algo, que tiene un sentido, que el cuerpo lo eliminará o lo transformará cuando sea el momento, cuando yo haya integrado su significado. En este momento tengo la impresión de que el fibroma ha dicho lo que tenía que decir, que la curación va a producirse. He hablado con otras personas, con varias mujeres del grupo que se han curado de fibromas. Una me dijo: «Tuve un fibroma, sabes, y esto funciona. Me he curado completamente». El cuerpo transforma el fibroma o lo elimina. En mi caso, pienso que mi cuerpo ha elegido eliminarlo.

¿Qué quieres decir con que «El fibroma ha dicho lo que tenía que decir»?

Ha dicho cosas sobre la herencia familiar, sobre mi nacimiento, me ha precisado mi proyecto de vida. Está en el lugar donde nace la voz y la voz es mi vocación. Mi proyecto de vida actual es dar a luz: un nuevo útero es el niño que voy a alumbrar.

Monique

Es profesora de yoga. Tiene unos setenta años y hace cinco años que practica Qi Gong, lo que le ha ayudado a comprender y mejorar sus relaciones familiares. Estamos en el parque donde suele practicar con un grupo. Monique habla poco. Más allá, bajo un gran árbol, sus compañeros se ejercitan.

Durante veinte años practiqué yoga. El Qi Gong me ha aportado algo muy importante. He recibido muchas cosas. Al principio, cuando empecé a practicar, había muchas emociones que surgían. Tenía revelaciones sobre la muerte de mi madre. La relación y la imagen que tenía de ella cambiaron, como si hubiera hecho las paces con ella. A menudo, después del ejercicio, lloraba. Iba cerca de una fuente de agua que hay en el jardín y me calmaba.

Después de practicar me siento en un estado especial. A veces me cruzo con gente que no conozco y me saludan. Creo que perciben la claridad que da la verticalidad, la postura derecha. Para mí esta postura ha sido un descubrimiento. Me he dado cuenta de la importancia de los pies. El año pasado tuve algunos problemas de piernas, no podía mover la rodilla. Me costaba caminar, pero no quise operarme. Son todas las tensiones de la infancia, tensiones emocionales que se hallan detrás de la rodilla. He hecho bien al no operarme. Luego el dolor pasó a la otra rodilla, y luego al tobillo derecho. Tenía una dificultad al caminar, pero ello no me impedía practicar. En la postura derecha no sentía el dolor.

Tengo la impresión de que es el Qi Gong lo que ha provocado el dolor. Pero tenía que salir. Ello me ha enseñado a ser paciente, a relajarme. Cuando sufres de estas cosas, si te tratas con medicamentos, el dolor pasa, pero luego vuelve. Cuando eres paciente, el cuerpo se regenera, se cura solo. No estoy generalizando, claro, pero es lo que me ha ocurrido. Hay que dejar hacer, no maldecir, aceptar. Aceptar algo que nos hace evolucionar.

Esta práctica me ha hecho evolucionar. Me ha impulsado a caminar, a bailar, a cantar. Son cosas importantes.

Sara
Tiene unos cuarenta y cinco años y practica desde hace cuatro. El Qi Gong le ha ayudado a superar una historia familiar muy dura.

Tengo la impresión de tocar la locura colectiva y familiar [...].
Yo vengo de una familia en la que, como sucede a menudo, ha ha-
bido muchas cosas que no han sido dichas, y mucha cólera conte-
nida, reprimida, transformada en depresión, transformada en
chantaje afectivo. Lo que digo no es agradable, pero es cierto.
Cuando haces este trabajo, hay que sacar eso de tu cuerpo. A ve-
ces sentía una rabia tan violenta en mi interior, tan violenta... y al
mismo tiempo era consciente de que no podía dirigirla contra mi
padre ni contra mi madre, porque sé que ellos no han tenido una
vida fácil. Pero entonces, ¿qué hago con todo eso? Antes, no sa-
bía, lo guardaba en el interior del cuerpo, en la garganta, en el pe-
cho. Pero desde que empecé a hacer Qi Gong, muchas cosas han
ido saliendo poco a poco. Si liberas la cólera, liberas una energía,
una fuerza vital.

Es necesario un desapego. No confundir el estado que surge
con lo que tú eres profundamente. Algunas veces, no lo logras.
Pero es importante intentarlo porque si vienes de una familia don-
de, por ejemplo, ha habido mucha depresión, historias de locura,
de suicidio, etc., tocas, ves, en algunas ocasiones sientes cosas que
surgen, cosas que te colocan frente a pulsiones impresionantes
[...]. Ha habido tentativas de suicidio en mi familia cercana, y he
tenido que afrontar eso, tentaciones suicidas. Es una locura. Sien-
tes ganas de huir, de tirarte por un precipicio.

Cuando sientes esas tentaciones no puedes perder las riendas
del caballo. Una vez se han visto cosas, pulsiones bestiales que se
transmiten a través de la familia y las generaciones, no hay que
decirse: «Soy un monstruo, soy horrible». No. Lo importante es
ver y reconocer que están inscritas en tus tejidos corporales y que
hay que expulsarlas. Verlas y permanecer como un guerrero. Sólo
que al principio, el guerrero se siente superado por las circuns-
tancias, se larga corriendo. En lo que me concierne, he pasado
mucho miedo. Mi madre intentó suicidarse dos veces cuando éra-
mos niños. Estábamos en casa y dormíamos. Debieron suceder
muchas cosas, a pesar de que nunca se dijo nada entonces. Pien-
so que es una memoria escondida de cuando era niña.

Ves algo, lo identificas, pero no te apegas a ello de manera afectiva o emocional. Hay que ver la pulsión y reconocer que esa pulsión no es tu ser profundo. Como dicen los budistas, «Acordaos del rostro que teníais antes de que vuestro padre y vuestra madre concibieran el habitáculo del alma». Cuando oí esta frase, me dije: «¡Ah, sí!, era la luz, era una especie de dulzura que palpita». Pero en la tierra hay que afrontar todo lo que se ha acumulado a través de las vidas, en plural, y sus consecuencias. Si uno llega a una familia —y uno no llega por azar, al menos eso es lo que yo creo— en la que hay violencia, incesto y alcoholismo, es porque tenemos un trabajo que realizar, algo que debemos solucionar, superar y trascender para hallar nuestro verdadero rostro de luz. El Qi Gong, al distender los tejidos, los tendones, airear y crear espacios en las articulaciones para que vibren, produce una reorganización neuronal. Te da una claridad mental que agudiza tu intuición y tu capacidad de percepción.

Querría hablar también de la fe, de la confianza inquebrantable que hay que tener en la bondad fundamental o en el amor fundamental, que es nuestro verdadero rostro antes de nuestro descenso al mundo de la materia, más allá de las diferentes capas de oscuridad que llevamos y que debemos superar. Para mí era muy difícil, al principio, imaginar —lo oía pero no llegaba a integrarlo— que a través de un trabajo postural es posible liberar cosas muy sutiles del orden de la emoción, la tristeza, la cólera, la depresión, la agitación. Es decir que al realizar el trabajo fisiológico de restablecer los ejes y airear los tejidos hay energías de baja vibración que pueden eliminarse del cuerpo vibratorio más sutil. En otros términos, que el reajuste físico de la postura puede liberar tendencias psicológicas o vibratorias. Y ahora sí. Ahora, empiezo a sentir conscientemente que a medida que me reajusto, mi estado anímico cambia. Por ejemplo, si enderezo la columna al caminar, enseguida me siento mejor. Me siento en plena forma.

Aimée

Aimée es una bailarina profesional que practica Qi Gong desde hace tres años. Desde entonces prepara sus espectáculos de danza en espacios abiertos de la ciudad como el jardín del Luxemburgo o las márgenes del Sena. El ejercicio de la verticalidad es para ella una forma simple y directa de entrar en un estado de introspección, es un modo de prepararse para la danza.

El Qi Gong me ha despertado ganas de bailar en lugares al aire libre. Tenía ganas de empezar esas sesiones de danza a partir de la meditación de Qi Gong. Se lo propuse a Marie-Laure, una compañera con quien bailo. Íbamos al jardín, ahí donde suelo practicar con mi maestra, en un lugar entre los árboles. Al principio resultaba muy difícil, no salía nada. Y luego un día, recuerdo, hacía mucho frío, ¡tanto frío que no había nadie en el parque! (risas), hicimos Qi Gong y de repente vi a Marie-Laure que empezaba a hacer un movimiento. Algo se puso en marcha en ese momento, algo se abrió. Desde entonces bailamos bajo el sol y la lluvia, en todas las estaciones. Con el ejercicio de Qi Gong entras en una escucha particular, un estado de receptividad. Te permites fluir.

Antes trabajaba mucho la forma, la estética, el molde, pero siempre con ansiedad. Ahora estoy más atenta. El Qi Gong me ha permitido entrar en contacto con otra cosa. Bailo desde mi interior. Me coloco en la postura de pie durante una media hora, inmóvil y busco desarrollar la escucha interior [...]. Cuando estoy en el jardín hay una multitud de imágenes que surgen. El cuerpo es rico y tiene muchas historias interiores. Llevamos tantas cosas: memorias profundas, memorias arcaicas... En el Qi Gong trabajamos mucho para hacerlas surgir. El cuerpo se coloca en una posición, un movimiento surge y una imagen aparece. Es algo que uno siente. Es una alquimia interior. Dejamos surgir, emanar lo que sentimos.

Por ejemplo, la semana pasada fui al jardín, llovía y me coloqué en la galería. Es un lugar cubierto y se oye el sonido de la lluvia. Al principio, me quedé de pie sin moverme, no me sentía im-

pulsada a hacer ningún movimiento así que dejé hacer. Y luego, de repente, sentí en mi mano como un imán que me tiraba hacia adelante. Me dejé llevar y jugué con esa atracción que me impelía hacia la lluvia, al exterior. En un momento dado, jugaba con las gotas de lluvia, «Voy o me quedo en el interior». Era un juego tendino-muscular, un ir y venir, un trabajo sobre la elasticidad. Más tarde me encontré en el suelo, afuera, moviéndome como los patos que juegan a dejar resbalar el agua sobre su plumaje. Luego me desplegué, el movimiento se desplegó por sí solo y se hizo amplio, muy amplio.

Siempre he tratado de bailar a partir de mi interior pero ahora, con el Qi Gong, ese trabajo va más lejos. Ya no me preocupo de decir algo, de contar algo. Se trata simplemente de estar presente en un lugar y dejar hablar a los tejidos del cuerpo. ¡La danza simplemente acontece! Es verdaderamente especial. No pienso en nada, simplemente me dejo llevar. Si sé que la danza debe durar cuarenta y cinco minutos, por ejemplo, ese tiempo se inscribe naturalmente en mi cuerpo. Es extraordinario. Acepto que el cuerpo tiene un conocimiento. Es mi manera de trabajar. El cuerpo sabe. Los músculos han trabajado, se debe confiar en ellos, son los capataces. ¡Yo no soy más que el armazón! Dejo de funcionar con la cabeza.

¿Has notado cambios físicos? ¿Qué te ha aportado el Qi Gong?

Cuando empecé a practicar sentí un derramamiento a un lado y a otro del ombligo, una fuente que surgía. Como había estudiado medicina china sabía que se trataba del meridiano Chong. Entraba en contacto con una realidad muy profunda. Fue el primer cambio profundo. Mi cuerpo no estaba perfectamente ajustado. Sé que ha habido una mejora porque he sentido dolores ligados al reajuste óseo. Cuanto más te enraizas, más te abres.

Hay un relajamiento que no había antes. Soy mucho más libre, tengo más confianza. Se trata también de miedos arcaicos que están localizados en el cuerpo. Si el qi circula, tienes menos miedos. Es un trabajo celular. Hay muchas capas de tejidos en el cuerpo. Imagina cuánto trabajo representa que el qi atraviese esas capas, que descienda más y más. Cuanto más desciende, más confianza tienes; cuanto más profundo desciende, más luz liberas, liberas una energía más fina, te vuelves más perceptivo a ti mismo y a lo que te rodea. Cuanto más profundo desciende, hasta los huesos y la médula, más te abres. Así es la abertura.

El Qi Gong me ha aportado un modo de escuchar: los oídos se abren, el cuerpo se abre. Se perciben mejor las cosas. Ahora puedo captar mejor. Escuchar no es sólo captar un sonido, es una percepción sensorial. Es como una emanación, como las notas de la música de Debussy. Durante años he sido radiestesista y he trabajado con la energía, que al fin y al cabo es una onda vibratoria. Entonces me hacía falta un objeto para captar esa vibración; ahora comienzo a sentirla con la mano, con todo el cuerpo. Por eso el Qi Gong para mí no es algo circunstancial, es algo natural. Mi orientación actual es la de desarrollar esa oreja, esa gran antena para captar la energía.

Lo más curioso es la noción del tiempo. Al principio me hallaba en el tiempo de la vida parisiense y poco a poco entraba en un tiempo que se alargaba más y más. Me quedaba en el jardín horas y horas, todo se alargaba. Sentía una gran libertad. Son sensaciones que no había conocido desde hacía tiempo, desde que era niña. Dejarse absorber por el instante que pasa, simplemente. Un día en el jardín vi a una niña pequeña que estaba medio recostada sobre la hierba. Se ataba los zapatos pero al mismo tiempo jugaba con los cordones durante una media hora. Había esa inscripción del gesto en el espacio, en el tiempo. Y me dije: «Ésa es la esencia de la danza».

La danza es fugitiva. Empiezas un movimiento y ya está acabado. A menudo tras un espectáculo no queda más que una emoción, algo muy fino que no es tangible. Es como la vida que pasa. El Qi Gong me enseña a ser consciente de cada instante que vivo. Lo que deseo es permitir abrirse a los lugares del cuerpo que no están abiertos. Y cuando se abren: ¡zas! Es como un muro que se derrumba. Es ésa mi búsqueda. No es un trabajo esotérico, es un trabajo natural.

*Me fascina siempre una misma idea que gira en torno a dos po-
los que hay en mí: la gravedad y la levedad. Hay algo que va hacia la tierra, que es muy pesado, que tiene un peso, una materia, y
luego hay la energía, la dulzura, algo que es más del dominio de
lo vibratorio. Es el yin y el yang. Con la danza quería reunir esas
dos memorias [...]. Tenía la impresión de guardar cosas selladas
en mí; el Qi Gong me ha permitido abrirlas y ser yo misma. Ahora estoy más tranquila. Hay un sosiego, mi rostro ha cambiado.
Tengo mucha más confianza. No digo que sea una confianza absoluta; se trataría entonces de un desapego total y eso es el despertar, la realización del ser. Pero hay una mejora real.*

*Hace años hallé un texto que leí y releí, que me había servido
de guía en esos momentos en los que uno sólo puede contar consigo mismo. Te lo voy a leer* (Se levanta y busca un libro en su bi-
blioteca). *Es un rezo de origen celta. Dice: «Que sienta en cada
instante mis raíces, que descubra en cada instante todos los elementos que hay en mí, que penetre en el ser de mi ser, que me acorde al ser del cielo y que me convierta entonces en el que soy». Había meditado mucho sobre su significado, quería hallar el «ser de
mi ser». Ahora, con el Qi Gong, he encontrado el camino.*

Gérard

La enfermedad del Parkinson lo lleva a practicar Qi Gong y a
descubrir qué es el trabajo corporal. Practica regularmente en grupo y en solitario. Tiene setenta años.

*Empecé a hacer Qi Gong a finales del año 1988. Mi itinerario
ha sido bastante accidentado, con shocks importantes que han in-
cidido en mi vida activa. Sufro de la enfermedad del Parkinson
desde los años 90. Las enfermedades nerviosas provienen de traumas importantes que vienen de muy lejos. Me ha costado un cierto tiempo tener conciencia del cuerpo que soy.*

*El Qi Gong me ha transformado profundamente. Yo estaba muy
lejos de todo esto. Mi búsqueda sobre lo que yo creía ser la vida interior era intelectual. Con este trabajo me he dado cuenta de que*

esa búsqueda tiene relación con el cuerpo. Estoy convencido de que cuando nos vemos impulsados a liberar cosas que llevamos dentro, encerradas o bloqueadas en uno, se producen muchos cambios. En este periodo de transformación que estoy viviendo, trato de escuchar mi cuerpo. Trato de hablar con él, no con palabras sino con el lenguaje del silencio. Cada uno de nosotros, creo, tiene una manera diferente de sentir. En este momento, siento mucho bienestar cuando me despierto y me levanto en el silencio de la noche. Tengo la impresión de regresar a mí mismo. Esta idea de regreso a uno mismo, al cuerpo, es muy importante. A veces, por la noche, hago ejercicios que me convienen. Busco la calma. Recientemente he bajado mi dosis de medicamentos. A veces, con las emociones, tengo temblores. Intento colocarme en una postura de Qi Gong que me calme y se me pasa. En este momento, estoy intentando evitar una operación de la rodilla. El Qi Gong me ayuda mucho.

Me pregunto si no venimos a la tierra para solucionar un problema determinado. Mientras no lo solucionemos, ese problema se irá presentando repetidamente bajo formas distintas. Si no nos hacemos conscientes de ello, podemos fracasar. En mi vida hubo una nodriza que no se portó bien. Debía de tener problemas sexuales muy graves. Ello repercutió en mí. Esa memoria estaba en mí; a través del trabajo del cuerpo, ha ido volviendo poco a poco, a oleadas. Lo he recordado.

Para mí es muy importante el diálogo del silencio, la fe. De tanto en tanto, vuelvo a mis dudas, al pensar. Intento caminar mucho, andar a buen ritmo en el bosque de Vincennes. Recientemente, me ha ocurrido algo mientras practicaba Qi Gong. He sentido una especie de pulsión mística. El cuerpo estaba sereno y había gente alrededor. Sentía un bienestar extraordinario. Parece contradictorio, pero lo físico y lo místico se reunían. Fue durante algunos segundos. Un instante de eternidad. Es necesario que el ego muera. Luego volvemos a nuestra noche.

Cuando hago Qi Gong a veces tiemblo. A veces mi brazo se dobla o no puedo mover una extremidad. Es desesperante. Cuanto

*más me ejercito, más sale todo como si fuera un cuerpo de dolor.
A veces tengo la impresión de que empeoro. Pero continúo aco-
giendo ese dolor, ese lado desarticulado que sale de mí. Intento seguir el compás de la respiración, compenetrarme con ella. Yo
practico regularmente. Cuando practico la verticalidad al cabo de
un rato quiero parar. Trato de continuar un poco más, de escuchar
mi respiración. Algunas veces empiezo con los movimientos, los
gestos con los brazos, y acabo con la postura vertical. Lo importante es dejar hacer, continuar haciendo Qi Gong porque así tengo la impresión de retardar la enfermedad.*

María Lisa

De origen argentino, María Lisa ha trabajado como asistente social. Un cáncer la lleva a practicar Qi Gong hace siete años. Hace
dos, no pudiendo evitarlo, debe someterse a una operación quirúrgica para extirparlo. Practica regularmente en solitario y de tanto
en tanto en grupo. La entrevista tiene lugar en su casa, una tarde.
Estamos en una pequeña cocina, con una pequeña ventana por la
que entra algo de luz. Empieza a contarme su experiencia con estas palabras:

*Cuando era joven jugaba a baloncesto. Lo que me preocupaba
era saltar bien, deslizarme, correr. El cerebro daba órdenes y el cuerpo seguía, ágil. Todo esto nada tiene que ver con el concepto que hoy
tengo del cuerpo. En 1991 me hablaron del Qi Gong. Una amiga íntima que practicaba kundalini yoga me había hablado del Qi Gong y
luego, un tiempo más tarde, un médico me lo aconsejó.*

*El primer día, me ocurrió algo. Mi cuerpo no estaba ajustado
en relación con el eje vertical. La energía me atravesó y llegó al
cerebro: caí como una mariposa, unos segundos. Enseguida me le-
vanté. A menudo, cuando empiezo el ejercicio, siento como una
energía fría, como un hilo frío que empieza a subir desde la base
de la columna vertebral. Algunos días es más grueso que otros. Se
siente una sensación fría que a veces se extiende por todo el cerebro;* [5] *una sensación de algo que se oxigena, que respira. A veces,*

cuando has llevado el peso a los talones y te colocas en el eje oblicuo, se crea una especie de vacío. No siempre, pero a menudo se llega a un estado de meditación profunda.

Lisa se levanta y se coloca en la postura del eje oblicuo, cerrando los ojos. Luego vuelve a abrirlos y sigue contando.

En el hospital, me colocaba de pie a la una, a las dos o las tres de la mañana, cerca de la ventana, en vertical, los pulgares a la altura de la costura del pantalón. Cuando las manos me empezaban a picotear, porque se calentaban, hacía el oblicuo, la Torre de Pisa. En ese momento, el miedo, el pensamiento, se detenían. Entonces se producía un alivio. Era un estado de gracia. Y es que es eso: un verdadero estado de gracia. Las células se oxigenan, las áreas enfermas reciben energía, cada célula se expresa. «Estoy aquí», dice la molécula, dice el átomo. Las células respiran libremente, están ahí. Y tú estás fuera de tu pensamiento. Puede durar muy poco, pero tiene mucha importancia. Incluso si son diez, veinte segundos al día, queda la memoria. Cuanto más haces el ejercicio, más tocas, más intensificas esa memoria. El cuerpo empieza a despertar como si recordara algo que ha olvidado. La memoria de la que hablamos consiste en estar en la conciencia del no-tiempo, más allá de la mente, del tiempo, del mundo cotidiano. Es una sensación de bienestar, de abandono completo. Es imposible imaginar un bienestar mayor.

En el hospital practicaba a menudo de noche. Un día entró en mi habitación la enfermera. Eso ocurrió en el Hôtel-Dieu. Abrió la puerta, miró en dirección a la cama y no me vio. Yo estaba al lado de la ventana, haciendo la Torre de Pisa. Estaba con los ojos cerrados, pero como si estuviera mirando hacia delante. Imaginaba la superficie del mar con el sol justo en el medio emergiendo como una naranja. Cuando la enfermera me vio, me di cuenta de que se asustó. Pero yo ya les había advertido: «Si me veis de noche haciendo ejercicios, estoy practicando Qi Gong. Es muy importante. Dejadme hacer». Yo estaba presintiendo la alegría del abandono. El Qi Gong me ayudaba a abandonarme, a entrar en la energía de vida.

Hace una pausa. Le pregunto: ¿Te sientes curada ahora? *En los momentos más difíciles, más desesperados, el Qi Gong me ha ayudado a alejarme de la enfermedad, de la muerte. Para mí la curación se ha producido a distintos niveles: físico; en relación con mi madre, que tiene ahora noventa y un años, y espiritual. Hay un despertar espiritual. Siento que hay un camino iniciado, que ahora hay que seguir. Lo esencial no es hacer Qi Gong, es la manera en la que abordamos este trabajo. Yo lo hago como un ofrecimiento. Es mi manera de ofrecerme a ese raudal de energía que hay en el universo. Doy gracias de poder hacer el ejercicio, de poder abrirme a fin de permitir al aliento de vida que recorra el cuerpo para hacerlo más y más transparente. No empiezo sin haber hecho antes ese rito de silencio. Es en esa actitud interior que acojo el soplo de vida. El* qi *pasa, uno se abre y la conciencia se eleva. Es verdad que el Qi Gong es una técnica, pero puedes inscribirlo en un camino espiritual a fin de que la materia y el espíritu no estén divididos, sean uno.*

Cuando tenía diecinueve años, llegué a Europa. Había comprado una tienda de campaña y vivía en plena naturaleza, en el sur de Francia. Me lavaba en el río, vivía de cosas naturales, estaba en contacto con la tierra. Un día estaba observando la cafetera sobre el fuego —no bebía café, sino chicorea— cuando en un momento dado la cafetera desapareció. Vi una espiral que ascendía. Fue algo que duró unos breves segundos. Luego, de la misma manera que había ascendido, la espiral descendió y la cafetera se materializó de nuevo. Es la única vez que me ha sucedido algo así. Todo es relativo. Según el estado de conciencia en que estés, ves la materia o la energía. No lo olvidaré nunca. Era la vida, la espiral, el movimiento de vida.

El Qi Gong afecta todos los planos: el físico, el mental, el espiritual. A medida que avanzas te das cuenta de que queda más por hacer: abandonarse más y más. Confiar en el movimiento de la vida, abrirse para acoger el soplo de vida, la luz, lo infinito. Cuanto más te dejas llevar por el movimiento, más te vas desapegando de cosas que no son tan esenciales como creías. Es un pro-

ceso infinito porque la vida es infinita. También en un momento dado deberé abandonar el Qi Gong. Es una intuición. En un momento dado ya no necesitaremos practicarlo porque estaremos siempre en la postura justa, porque habremos despertado a la conciencia. Finalmente no se trata de hacer Qi Gong, sino simplemente de vivir en la aceptación y no en el miedo. Somos lo que somos. Eso es todo. Somos. Nos entregamos al movimiento de la vida, nos damos. El alma quiere eso. La parte humana, el ego, no lo quiere, resiste. La personalidad se abandona, se alinea a esa verticalidad del alma. El alma es como una llama. La llama siempre se eleva, es el sueño del alma.

8. EL QI GONG, UN ARTE DE VIVIR

Estando un día en un templo zen, el patriarca Hui-Neng[1] se cruza
con un joven monje que sale del comedor con un cuenco en la
mano. El discípulo, viendo a su maestro, se precipita
hacia él para preguntarle:
–Maestro, ¿si aprendo de memoria los tres mil
Sutras del Loto,[2] conseguiré la iluminación?
El patriarca le responde:
–¿Ya te has comido el arroz, muchacho?
–Sí, maestro.
–Entonces, ve a lavar primero el bol.

Una enseñanza de Hui-Neng,
sexto patriarca del budismo Chan.

La tradición Chan ha dado siempre gran importancia a los gestos sencillos de la vida diaria. Explicada en forma de anécdota, la
enseñanza de Hui-Neng indica que no hay una respuesta, un dog-
ma o doctrina para experimentar la *bodhi*, la iluminación. La verdadera Vía está en la vida de todos los días. Para despertar a la naturaleza de uno no es preciso retirarse a las montañas, meditar en
la posición del loto o buscar un maestro. Aquí y ahora se puede experimentar el despertar.

En los templos budistas tradicionales, la vida se organiza entorno a las actividades manuales; éstas son tan importantes como el

estudio, la recitación de los *sutras* o la práctica del *zazen*. Cualquier actividad es propicia para permanecer con el espíritu tranquilo, unido a la raíz del ser y al mismo tiempo a todas las cosas. La práctica abarca todos los instantes de la vida, todas las horas del día, del amanecer al anochecer. Cada gesto realizado, por muy banal que pueda parecer, es la ocasión de abrirse a la conciencia del instante presente.

Practicar Qi Gong es permanecer en la vía del justo medio, en el *Dao,* desarrollar las cualidades que forjan la justeza interior. Si desde el punto de vista taoísta se incide en la importancia de adaptarse al movimiento vital de las cosas, desde la visión budista el Qi Gong se contempla como una vía de la compasión. Para ambas, la práctica tiene como finalidad modelar el cuerpo y el espíritu. No hay verdadero Qi Gong sin justeza del gesto y de la actitud que lo acompaña, sin abertura, sin generosidad, sin benevolencia hacia el otro. El verdadero espacio en el que uno se ejercita es el espacio-tiempo de la vida cotidiana a través de los innumerables intercambios afectivos, profesionales y mundanos que tejen el día a día de la experiencia humana.

Más allá de la técnica corporal, la disciplina energética o el arte gestual, el Qi Gong es un arte de vivir. Una vía para experimentar la unicidad esencial de la vida. El ser humano no está separado de las cosas, está unido a ellas más allá de la ilusoria separación creada por la mente. Es el pensamiento que crea las barreras, que crea las distinciones que fragmentan y limitan la realidad. La experiencia del despertar disipa los velos que nublan la conciencia. El Qi Gong se dirige a liberar al ser humano de la ignorancia, a revelarle la naturaleza verdadera de la realidad.

El fluir natural

La práctica del Qi Gong está basada en lo que Lao Zi denominó «la vía constante del no-actuar, en la que todo se realiza de manera natural».[3] Ese no-actuar, que en chino se denomina *wu wei* y que usualmente se entiende como una negación de la acción, es en realidad un no oponerse al curso natural de las cosas, un fundirse con el *Dao,* el eterno fluir que subyace a todos los fenómenos del universo. Obrar según el *wu wei* es esposar la corriente incesante y cambiante de las cosas, como el pez sigue la corriente variable del agua. Lao Zi definía el *wu wei* como el actuar que no deja huella, pues el hombre que sabe obrar según ese principio se olvida de sí mismo, dejando actuar a través de él el invisible poder del *Dao.* El taoísmo emplea imágenes evocadoras para expresar la idea de ese no-actuar como, por ejemplo, la imagen del agua que corre y se amolda a la geografía del terreno o bien la del bambú cuyo tallo flexible responde a la violencia del viento sin oponer resistencia ni quebrarse. Fluir como el agua o inclinarse como el bambú es acordarse con la corriente dinámica de las cosas, participar de ella, dejar obrar el *qi,* integrarse en el movimiento. Si no nos resistimos, el *Dao* se manifiesta naturalmente en nosotros.

Zhuang Zi cuenta una anécdota que refleja bien este principio taoísta. Un día Confucio admiraba las inmensas cataratas de Lülang, cuyas aguas caían desde varios metros antes de formar una abundante espuma en la que ningún pez podía nadar. De repente, vio a un hombre que nadaba en los remolinos. Creyendo que se trataba de un desgraciado que había caído al agua, llamó a sus discípulos para que le socorrieran. Unos metros más abajo, el hombre salió del agua y se alejó por la orilla, los cabellos ondeando al viento, mientras cantaba alegremente. Confucio corrió tras él y lo detuvo. «Creí que erais un espíritu pero veo que sois un hombre de carne y hueso. ¿Cómo hacéis para nadar así?», le preguntó. «No tengo ningún método especial –le contestó el hombre–. Me sumerjo con el agua que desciende en torbellino y emerjo con el remolino de espuma. Sigo el movimiento del agua sin intentar imponer mi voluntad. Es así como nado en el agua.»[4]

El hombre verdadero, el sabio, olvida su ego y se integra en el *Dao.* No intenta dominar, no entorpece, no fuerza las cosas. Se adapta. Puede obrar así porque permanece en un estado de conciencia que está más allá del pensar ordinario. Ha vuelto al estado natural, está a la escucha del movimiento invisible y secreto que obra en el seno de la vida. Es uno con la naturaleza.

La vía de la flexibilidad

Para los taoístas la sabiduría radica en la capacidad de adaptarse al cambio natural e inevitable de las cosas. Se cuenta que en una ocasión un viejo maestro de artes marciales que había ido a visitar a Lao Zi discutía con él. No estaba de acuerdo con Lao Zi, pues creía que la fuerza residía en la rigidez y dureza de las cosas, que sólo siendo duro el hombre podía vencer.

–¿Cuál es la parte más dura de tu cuerpo? –le preguntó Lao Zi.

–Los dientes –contestó el hombre–.

–¿Cuál es la más blanda? –preguntó de nuevo Lao Zi.

–La lengua –dijo el hombre tras reflexionar unos instantes.

–Ahora abre la boca –le dijo Lao Zi.

El hombre abrió la boca. No tenía ya dientes pero su lengua seguía ahí. Comprendió entonces que la flexibilidad y la suavidad vencen a la fuerza bruta y a la rigidez.

Lo que es frágil en apariencia vence a lo duro. Así, por ejemplo, el agua puede desgastar la roca o erosionar la montaña. «Al nacer, los hombres son tiernos y frágiles, la muerte los hace duros y rígidos. Al nacer, las hierbas y los árboles son tiernos y delicados, la muerte los seca. Lo que es duro y rígido acompaña la muerte. Lo que es tierno y frágil acompaña la vida», dice Lao Zi.[5] Las artes marciales se basan justamente en este principio. No es resistiendo a una fuerza sino cediendo a ella como puede desviarse el ataque del adversario y vencer. De igual modo, el equilibrio y la armonía se logran gracias a la capacidad de aceptar las situaciones cambiantes de la vida y saber adecuarse a ellas. La flexibilidad en el comportamiento ayuda a superar las dificultades.

El desapego

Según las enseñanzas de Buda, la causa del sufrimiento es la sed de existir que genera el apego a los deseos y las cosas. Al renunciar a esa sed, al liberarse del apego a los deseos, se pone fin al sufrimiento.

En la meditación Qi Gong se cultiva la actitud de desapego. La postura derecha, en la que uno se halla erguido y sólidamente enraizado al suelo, es mucho más que un esquema corporal. Esta postura es la expresión misma de una actitud vital, de una manera de abordar el mundo. Inmóvil, el practicante se adentra en sí mismo y trata de observar los pensamientos y las emociones que afloran sin identificarse con ellos. Esta actitud de desapego aparece como un modelo de comportamiento en la vida cotidiana. Desapegarse es saber tomar distancia, saber dominar una situación sin perderse emocionalmente, conservar la serenidad y la lucidez en las circunstancias más difíciles. La actitud de desapego significa no vivir con la expectativa del resultado de nuestras acciones. «Ser autor de los acontecimientos sin enorgullecerse, sin acordar demasiada importancia personal al resultado. Actuar sin interferir. Sin detenerse en un logro, sin apropiárselo. Sin apegarse a las cosas realizadas», dice Lao Zi[6] definiendo la actitud del sabio. Cuanto más deseamos, más corremos tras las cosas y más miedo tenemos a perderlas. Nos hacemos prisioneros de ellas. «Quien cultiva el olvido de sí mismo se armoniza con el mundo», afirma Lao Zi.[7]

Ser conscientes del presente

Practicar Qi Gong es una forma de retornar a la presencia de uno, de hacerse consciente del instante que pasa. «Ahí donde el gesto va, el *qi* va, la consciencia va y la presencia es», dice un principio tradicional. La ejecución del gesto requiere una atención, un espíritu alerta, una presencia en el aquí y el ahora. Los movimientos lentos y pausados permiten tomar consciencia de cada instante, como si cada gesto desgranara el tiempo. Es como si la conciencia despertara de un sueño y aflorara en el presente. No hay una meta, un objetivo a lograr. Se está inmerso en la corriente del tiempo, participando de cada instante.

Al ejercitarse en Qi Gong, se aprende a prestar atención al exterior al mismo tiempo que se escucha el interior. El sosiego permite un estado de abertura. Abertura no significa dispersión de energía, de acción o pensamiento; significa estar disponibles. Ser capaces de percibir el rumor quedo de las hojas, un destello de luz o el revoloteo de una mariposa al mismo tiempo que se perciben las sensaciones interiores; poder acoger cada cambio, integrarlo sin perder la sensación de centro. Es como navegar sobre una plancha de surf, prestando atención a cada ola y a cada soplo de viento sin que ello desequilibre nuestro cuerpo. La atención se fija de manera simultánea tanto en el exterior como en el interior, percibiéndolos como un todo. Es una meditación en movimiento.

El Vacío mental
Para los taoístas, el vacío mental es la manera de entrar en la corriente del *Dao*; para los budistas es la vía que conduce al despertar. Al sustraernos del pensar, el espíritu se abre como una flor. Nos olvidamos de nosotros mismos, entramos en resonancia con las cosas. Nuestra conciencia se dilata. Descubrimos que ese trazado lineal que llamamos tiempo es en realidad un círculo, una vasta esfera llamada aquí y ahora. Cada instante contiene un infinito, y nosotros flotamos en él llevados por el pulso de nuestro ser.

«El hombre culto no puede hablar del *Dao,* pues es prisionero de todo lo que ha aprendido», dice Zhuang Zi.[8] Los conocimientos acumulados crean una barrera que impide aprehender las cosas directamente con los ojos de la conciencia. Para percibir el mundo más allá de los límites del pensamiento racional, hay que aprender a desaprender. «El hombre que practica el *Dao* disminuye de día en día», afirma Lao Zi. Al aquietar la mente, al realizar el vacío mental, el espíritu se vuelve receptivo, las cosas se le manifiestan como si se reflejaran en un espejo claro. El vacío es parecido al pájaro que canta espontáneamente, haciéndose uno con el universo.[9] El sabio conoce el mundo más allá de las palabras y los conceptos, conoce la naturaleza verdadera de las cosas. Percibe la Unidad.

Experimentar la unidad de las cosas
La práctica del Qi Gong permite entrar en un estado de conciencia, más allá del pensar ordinario, y experimentar la unidad esencial de todo lo existente. Los seres y las cosas no son más que las formas diversas en las que se reviste la vida. El Cielo, la Tierra

y el Ser humano son las manifestaciones plurales de unos mismos soplos vitales. Cuando el cuerpo y el espíritu se unen, la conciencia se expande y abraza toda la realidad, se hermana con los diez mil seres del Universo. Para vivir la experiencia de la unidad de todas las cosas, hay que contemplarlas, observarlas silenciosamente, no desde el punto de vista limitado del ego sino desde el punto de vista del espíritu. «Unifica tu intención. Más que escuchar con el oído, escucha con el corazón», dice Zhuang Zi.[10] Sede de la inteligencia, las emociones y los sentimientos, el corazón es el lugar donde el *qi* se manifiesta como vacuidad y puede así comunicar con todo lo existente. El sujeto que contempla es uno con el objeto contemplado. Al experimentar la vacuidad el artista se funde con su creación, el poeta da vida a sus versos o el artesano que labra la madera deja que su mano le guíe libremente. El pintor, antes de pintar un paisaje, lo observa con los ojos del espíritu. Antes de recrear en el lienzo la imagen de una montaña o una nube, entra en resonancia con el ritmo de los soplos vitales que los animan. Al observar desde el interior, la imagen exterior y superficial de las cosas se desvanece para dejar aparecer su movimiento intrínseco, su pulsión íntima, su significación esencial. El artista se deja penetrar por los soplos vitales que recorren y dan vida a las cosas; al recogerse en sí mismo, al cultivar el vacío del espíritu, se compenetra con ellas. Es un soplo más de vida en el Universo.

La tradición china recoge innumerables descripciones de ese estado en el que la conciencia trasciende al ego para abrazar la realidad. Wu Chen, un pintor taoísta del siglo XIV, apodado el «taoísta flor de melocotón», escribió: «Cuando empiezo a pintar, no sé qué pinto. Olvido completamente que soy yo quien sostiene el pincel». Quand Su Dongpo, pintor, calígrafo y poeta del siglo XI, escribió este poema sobre su amigo, el pintor Wen Tong:

> Cuando Yuke pintaba bambús
> no veía más que bambús, no a la gente.
> Cautivado, se olvidaba de sí mismo.

Y es así como se convirtió en bambú
Alimentado hasta el fin de savia fresca.

De esta forma el artista se une con lo que, en el seno de toda cosa, expresa la unidad del *Dao*. Ch'ing-t'an Hsien Jen, un viejo ermitaño taoísta que John Blofeld[11] encontró en uno de sus viajes, describió con estas palabras la experiencia de la unidad: «Me levanto dos horas antes del aurora y medito hasta el mediodía, cultivando así el silencio interior. Cuando el fluir de los pensamientos se detiene, siento batir el pulso del *Dao*. Entonces soy uno con las plantas cuya savia palpita en las hojas, con las estrellas donde vibra la energía incandescente del fuego. Al silenciar los pensamientos, el *Dao* fluye en mí sin impedimentos».[12]

El despertar

El budismo ha desarrollado muchas prácticas para alcanzar el despertar. Desde la práctica del *zazen*, el estudio de los *sutras* y la recitación de *mantras* a métodos más abruptos como la utilización del golpe inesperado o la formulación de paradojas que intentan quebrar las fijaciones mentales y abrir la mente a la realidad última. Ahora bien, el despertar es una experiencia personal que puede producirse en cualquier instante, más allá de cualquier técnica o procedimiento destinada a originarla. Por eso, los monjes budistas organizaron la vida del templo en torno no sólo a las prácticas espirituales propiamente dichas sino también a las actividades manuales. «Buscando la Vía nos alejamos de ella», decía el maestro Nansen (748/835). La búsqueda no puede convertirse en una obsesión. La auténtica Vía es sencilla, está más allá de los conceptos, requiere abrir el corazón y el espíritu, despertar al instante presente. Es ésa una de las enseñanzas fundamentales del Qi Gong. No hay nada que buscar, todo está ahí. Sólo se trata de darse cuenta.

La compasión

Para los budistas la compasión es la forma más elevada del sentimiento humano. Los seres que han realizado la experiencia del despertar y se han liberado de la incesante rueda de renacimientos sin fin, los *bodhisattva*s, vuelven a reencarnarse con el fin de ayudar a los otros seres a hallar la senda hacia la liberación.

El *bodhisattva* –en sánscrito significa el «ser del despertar»– es una figura por excelencia del *Mahâyânismo,* esa corriente del budismo que se originó hacia el año -250, en oposición a la corriente del *Hînayâna.*[13] El *Hînayâna,* la corriente del «pequeño vehículo», considera que sólo la comunidad monástica, la *sangha,* puede lograr la iluminación. El *Mahâyânismo,* corriente del «gran vehículo», se interesa por la salvación del colectivo y no sólo por la salvación personal. Considera que todos los seres humanos poseen la naturaleza de Buda, la *buddhatâ,* y pueden por consiguiente conocer el despertar y liberarse.

Un viaje hacia la transparencia

Desde la perspectiva budista y taoísta, envejecer es un viaje hacia la transparencia. Los grandes maestros de Qi Gong son personas con edades muy avanzadas que han trabajado su cuerpo durante toda su vida. La práctica corporal se presenta como un trabajo sobre la materia para espiritualizarla o sublimarla. Cuanto más se trabaja en ella, más luminoso se vuelve el cuerpo. La pintura china suele ilustrar esa transparencia corporal a través de una ausencia de color, que evoca la emanación luminosa de un ser que ha entrado en comunión con las fuerzas del universo, con el *Dao.*

La tradición de Qi Gong venera grandes maestros conocidos por su longevidad, como Lao Tsé, que según la leyenda murió a los 160 años; Bodhidharma, que vivió 150 años, o Xu Yun, «nubes de la vacuidad», uno de las grandes maestros budistas del siglo xx, que murió a los 128 años. Los maestros de Qi Gong practican hasta edades avanzadas. Hai Deng, «faro del mar», discípulo de Xu Yun, a los setenta y cinco años practica regularmente un ejercicio tradicional denominado «el eje oblicuo invertido» *(er zhi chan)* consistente en realizar la vertical y sostenerse sobre dos dedos de la mano. Los cuerpos de esos maestros son elásticos, flexibles, sólidos y fuertes. Parecen transmitir una enseñanza fundamental: la edad no es tan relevante; lo esencial es poseer el eje, el centro, la columna de *qi* transparente que permite a la vez enraizarse y desafiar a la gravedad.

Los budistas creen que existen seres que a su muerte desaparecen sin dejar rastro de su cuerpo o bien dejando su cuerpo incorrupto como un testimonio del alma que lo ha habitado. Según la tradición, el cuerpo de Hui-Neng, el sexto patriarca del Chan, no sólo no se ha desintegrado tras su muerte sino que se ha convertido en estatua, conservando la postura de loto. Su cuerpo, llamado "el cuerpo de diamante", se halla en el templo Hua Nan Si, en su pueblo natal Chao Xi, en la región de Cantón, un lugar de peregrinaje para los budistas.

La muerte es un renacer. El alma parte a través de la fontanela para regresar al mundo invisible desde donde puede retornar y reencarnarse. El cuerpo es el habitáculo del alma, una manifestación del *qi* sagrado. La energía universal, el *qi*, es indestructible. No desaparece, simplemente se transforma. Va y viene entre las formas del universo manifiesto y el mundo invisible.

NOTAS

MI ENCUENTRO CON EL QI GONG

1. Se pronuncia "chi cong". Se puede escribir Chi Kung o Ki Kung. Qi Gong es la transcripción según el sistema oficial pinyin.

2. Fueron los jesuitas quienes fijaron la palabra "taoísmo", con "t". Algunos estudios actuales utilizan la palabra "daoísmo" con "d", pues se aproxima más a la fonética de la palabra china. He preferido utilizar la primera alternativa por ser la de uso más corriente.

3. Kar Fung Wu Santaro nació en la ciudad de Cantón en el seno de una familia letrada con una doble tradición taoísta y budista. Ha recibido una formación en artes marciales, música, pintura, caligrafía y medicina china. Desde muy joven tiene contacto con la comunidad rusa cantonesa y es iniciada en los significados de la iconografía cristiana bizantina, que más tarde utilizará para ilustrar sus lecciones de Qi Gong. Tras la Revolución Cultural siguió las enseñanzas de Qi Gong en el Templo de Guang Xiao según la tradición de Hui-Neng (637/713), uno de los grandes maestros del Chan, el budismo chino. Desde hace más de veinte años se dedica a la enseñanza de las artes corporales chinas.

4. Se pronuncia *chi*. Es una palabra muy difícil de traducir pues cubre un extenso campo semántico. Es el soplo de vida o hálito vital. También designa el aire, el vapor, el aliento, la energía o fuerza vital.

5. Al hablar de medicina china me refiero a la medicina de los Han, una de las más de cincuenta tradiciones médicas que existen en China. Es la medicina Han, inspirada en la tradición taoísta, la que ha sido introducida en Occidente.

6. Los orígenes del *Yi Jing* se pierden en la más remota antigüedad. Entre las versiones más antiguas existe una de los tiempos de la dinastía Hia (-2205/-1766) y otra de la dinastía Shang (-1766/-1150). Más allá de su uso adivinatorio, el *Yi*

Jing reflejaba ya en sus primeros tiempos un pensamiento extraordinariamente elaborado del cosmos, cuyos movimientos, cambios y mutaciones se hallaban en correspondencia con la existencia humana. Compuesto durante miles de años, está considerado como uno de los textos fundadores del pensamiento chino y como una de las obras que mejor expresa el alma china. Richard Wilhelm hizo una de las primeras traducciones a una lengua europea, el alemán, en colaboración con Lao Naï Suan, un viejo maestro emparentado con la familia de Confucio que le inició en las enseñanzas de ese libro milenario.

7. *Zhuang Zi*, capítulo XXII.

8. *Zazen* (en japonés) o *zuo chan* (en chino) es la meditación sentada en la postura del loto. Es una de las prácticas que caracterizan el budismo Chan y el Zen. A través de ella se pueden experimentar estados superiores de conciencia, llamados *dhyâna*, y lograr el despertar, la *bodhi*. Sobre el Chan y el *zazen*, véase el capítulo 1.

9. El budismo Chan se origina en China hacia el siglo VI. La idea fundamental del Chan es que la iluminación puede lograrse de manera súbita. Esta corriente del budismo se implantó en Japón en el siglo XII y XIII dando origen al Zen.

10. Mientras el Qi Gong está considerado como un arte energético, el Tai Ji Quan y el Ba Gua Zhang son artes marciales internas. Las cuatro ramas del arte marcial interno chino son: el Xing Yi, el Tai Ji Quan, el Ba Gua Zhang y el Shaolin. La tres primeras se fundamentan en la tradición taoísta, la cuarta en la tradición budista.

11. Estos textos recogen las enseñanzas que Buda Shakyamuni impartió durante su existencia y que fueron recopiladas ulteriormente por sus discípulos. Integran seiscientos manuscritos denominados en sánscrito los *Maha Prajnâ Pâramitâ Sûtra* ("la gran sabiduría para llegar a la otra orilla").

12. Maurice Merleau-Ponty. *Phénoménologie de la perception*. París: Gallimard, 1945.

13. Según la cosmología taoísta, del *yin* y el *yang* han surgido los cien mil seres, símbolo de la diversidad de la vida (véase el capítulo 2).

1: HISTORIA DEL QI GONG

1. Las agujas de piedra fueron utilizadas en épocas muy antiguas. En el *Huang Di Nei Jing* se menciona que ya no se utilizan y se especifica que las de uso más frecuente son la aguja de flor de ciruelo (*mei hua zhen*), la de bambú (*zhu zhen*) y la de madera (*mu zhen*).

2. Aunque atribuido a Huang Di, se piensa que el *Huang Di Nei Jing* fue escri-

to en el siglo -I, durante el reinado de los Han. Las técnicas descritas en él se presumen mucho más antiguas.

3. El Tu Na ("escupir" y "tragar") es una técnica de autorregularización respiratoria y el Dao Yin se basa en la conducción del *qi* hacia los canales energéticos mediante los movimientos corporales, la respiración y el automasaje (*dao*, que se distingue de *dào* –"el camino" –, significa "dirigir" o "conducir"; *yin* significa "guiar").

4. Catherine Despeux. *Santé et longue vie dans la Chine traditionnelle*. Tesis doctoral dirigida por León Vandermeersch, Departamento de Lenguas y Civilizaciones de Asia Oriental de la Universidad de París VII, 1989, pág. 167.

5. *Zhuang Zi*, cap. XV.

6. *Zhuang Zi*, cap. XXII.

7. Véase Isabelle Robinet. *Lao Zi et le Tao*. París: Bayard, 1996, pp. 11-12.

8. Las acepciones de *dao* en la lengua china son múltiples. *Dao* designa el camino, la ruta, la vía; la acción de seguir, trazar o indicar un camino. Es la regla de vida, el método, el procedimiento, y en una acepción correlativa, la enseñanza. En la antigüedad, los chinos distinguían el *dao* del cielo y el *dao* de la tierra, refiriéndose al orden celeste y al orden terrestre con sus infinitas variaciones. La vida del emperador estaba también regida por un orden, el *wang dao*, a imagen del orden celestial. Si los confucianistas entendieron el *dao* en un sentido restringido como la regla de conducta o moral, los taoístas le dieron un sentido trascendente que debía perdurar. El *Dao* es el Origen y el Principio de toda realidad.

9. En las lenguas latinas, *de* ha sido usualmente traducido por "virtud", palabra que se presta a confusión. «No se trata de la virtud moral, opuesta al vicio […]. Hay que entender virtud más bien en el sentido que los latinos daban a *virtus*, que designa el ascendiente natural o el carisma que se desprende de alguien y gracias al cual se impone sin esfuerzo particular y sobre todo sin recurrir a coacción externa alguna» (Anne Cheng. *Histoire de la pensée chinoise*. París: Seuil, 1997, pág. 74-75). *De* «designa el arte de poner en comunicación el Cielo y la Tierra, los poderes sagrados y los hombres […]. Es el poder misterioso del adivino, del mago y también del rey […].» En épocas históricas, los reyes y los emperadores chinos han conservado algo de este carácter. Se les atribuía en efecto una virtud, *Tao* o *Tao-tö*, capaz de hacer reinar el orden no sólo sobre sus súbditos sino también sobre la naturaleza (Max Kaltenmark. *Lao Tseu et le taoïsme*. París: Éd. du Seuil, 1965, pág. 30). «Quien gobierna a través del poder invisible (*de*) del *Dao* es comparable a la estrella polar, inamovible de su eje pero centro de atracción de todo el planeta», dice Confucio (Anne Cheng. Op. cit., pág. 183). *De* es el poder del *Dao* que atraviesa el ser humano cuando éste se fusiona con el movimiento natural de las cosas.

10. *Zhuang Zi*, cap. VI.

11. *Zhuang Zi*, cap. XXII.
12. *Lao Zi*, cap. X.
13. *Zhuang Zi*, cap.XXII.
14. Sobre la introducción del budismo en China y su primera amalgama con el taoísmo, véanse «Comment le bouddhisme s'est introduit en Chine» y «Le taoïsme et les débuts du Bouddhisme en Chine» en Henri Maspero. *Le Taoïsme et les religions chinoises*. París: Gallimard, 1971.
15. Aunque no se tienen pruebas fehacientes, los historiadores aceptan la existencia de Bodhidharma. Los manuscritos descubiertos en las grutas de Tun Huang, que conciernen el budismo Chan, mencionan a un tal Bodhidharma que sería originario de Persia y que tendría ciento cincuenta años (véase Heinrich Dumoulin. *Zhen Buddhism in the 20th century*. Nueva York: Weatherhill, 1992). Sobre las enseñanzas de Bodhidharma véanse Bernard Faure. *Le Bouddhisme Ch'an en mal d'histoire: Genèse d'une tradition religieuse dans la Chine des T'ang*. París: École Française d'Extrême-Orient, 1989; y *Le Traité de Bodhidharma. Première anthologie du Bouddhisme Chan*. París: Éd. Le Mail, 1986.
16. Antes de iniciarse a la práctica de la purificación de la médula ósea, los monjes debían ejercitarse en la transformación del músculo-tendón. La técnica de purificación de la médula ósea requiere una gran maestría interna del *qi*, que primero debe ser conducido hacia los ocho canales maravillosos para luego ser guiado hacia los doce canales principales y, finalmente, hacia la médula ósea, a fin de regenerarla. (Véase Jwing-Ming Yang. *Racines du Chi Kung chinois. Les secrets de l'entraînement du Chi Kung*. París: Budostore, 1995.)
17. Sobre la enseñanza súbita de Hui-Neng véase Paul Demiéville. «La métaphore du miroir et la doctrine subite» en Lilian Silburn (ed.), *Le Tch'an (Zen). Racines et floraisons*. París: Éd. des Deux Océans, 1985, pp. 167-182.
18. Véase Thomas Ots. «The silenced body-the expressive Leib: on the dialectic of mind and life in Chinese cathartic healing» en Thomas Csordas (ed.). *Embodiment and experience: the existential ground of culture and self*. Cambridge: Cambridge University Press, 1994, pp. 116-137.

2: EL *QI* EN LA COSMOLOGÍA CHINA

1. *Zhuang Zi*, cap. XVIII.
2. *Zhuang Zi*, cap. XVII.
3. *Dao De Jing* (*Tao Te King, Tao Te Ching* o *Tao Tö King* según diferentes transcripciones), cap. XXV.
4. La obra transformadora del Qi Gong es posible gracias a la existencia de ese Vacío que el ser humano lleva en él. Sobre la función y el significado del Vacío en el pensamiento y el arte pictórico chino, véase François Cheng. *Vide et plein. Le langage pictural chinois*. París: Éd. du Seuil, 1991.
5. *Dao De Jing*, cap. XLII.

6. *Zhuang Zi*, cap. XVII.
7. Huainanzi, Cap. VI, (citado en Anne Cheng, *Op.cit.*, pág. 284).
8. El cosmos se representa mediante la figura de un círculo en la que puede conjugarse una lectura múltiple de los principios cósmicos. El círculo simboliza la rotación espiral *Yin-Yang* (el famoso emblema del *Dao*), los cinco principios (las cuatro direcciones cardinales y el centro que las determina) así como las ocho direcciones. También el Vacío y la Unidad primordial que todo lo engloba.
9. Según la traducción inédita del chino al francés hecha por Kar Fung Wu Santaro y transmitida en sus cursos de Qi Gong.
10. Si la complementariedad *Yin-Yang* remonta a un origen lejano, parece ser que es sólo en la época de los Reinos Combatientes, durante los siglos -IV/-III, que el *Yin* y el *Yang* aparecen como los principios cósmicos que presiden la emergencia y la evolución del universo (véase Anne Cheng, *Op.cit.*, cap. 10).
11. Véase Raymond de Becker (presentación y notas). *Le livre des mutations*. París: Denoël, 1959, pp. 24-27.
12. La elaboración del pensamiento cosmológico chino es fruto de la sedimentación de nociones e ideas a lo largo de los siglos. La asociación de los principios *Yin-Yang* a los cinco dinamismos como un modelo integrado de interpretación del universo se realiza en la época de los Reinos Combatientes, una fecha relativamente tardía. La historiografía china concede un papel importante en la síntesis de estas dos nociones a Zu Yan, personaje de la academia Ji Xia, que vivió en el siglo -IV. Las *Memorias históricas de Sima Qian*, fechadas en el siglo -II, dan cuenta de la llamada "escuela del *Yin-Yang* y las Cinco Fases" (véase Anne Cheng. *Op.cit.*, cap. 10).
13. La llamada "Teoría de los cinco elementos" sirve en medicina china para explicar la fisiología humana. Fue sistematizada por Wang Ping en el año 762, en el *Nei Jing Su Wen*, una importante obra médica que revisa el primer gran tratado de la medicina china, el *Huang Di Nei Jing (Clásico de medicina interna del Emperador Amarillo)*.
14. La quinta estación es la expresión de ese elemento dinámico que interviene a cada instante permitiendo la continua transformación del *qi*; es decir, ese Vacío inherente a todas las cosas sin el cual el cambio no sería posible. Se manifiesta sobre todo en el paso de una estación a otra y es particularmente perceptible al final del verano. Por ello, este periodo del año se considera una estación con carácter propio.
15. Históricamente, el ciclo de conquista aparece ya mencionado en el *Shu Jing (Libro de los documentos)*, Durante los Reinos Combatientes (siglos -IV/-III) se asocia a la teoría del *yin-yang* integrándose en un mismo modelo cosmológico. Este ciclo se halla sistematizado en el *Lüshi Chun Qiu (Primaveras y otoños de Lu)*, obra en la que las cinco fases se hallan en correlación con la

sucesión de las grandes dinastías chinas. El ciclo de creación o engendramiento es más tardío, pues se formula durante la dinastía de los Han (-206/220). (Véase Anne Cheng. *Op.cit.*, cap. 10.)

16. Fechado generalmente a principios de la dinastía Han, el *Da Zhuan* es un comentario del *Yi Jing*, agregado al texto original en una época posterior. Aportó una dimensión cosmológica a esa gran obra del pensamiento chino considerada hasta entonces como un manual de adivinación.

17. Véase Anne Cheng. *Op.cit.*, pág. 258.

3: EL SER HUMANO, UNA MANIFESTACIÓN DE LOS PRINCIPIOS CÓSMICOS

1. El concepto de resonancia *(ganying)* aparece ya claramente expresado en la época de la dinastía Han. Está asociado al fenómeno físico de la vibración del *qi* y sirve para explicar los fenómenos naturales. Cuando se toca una cuerda de un instrumento musical, la misma cuerda de otro instrumento se pone a vibrar, le responde por resonancia, explica el *Huainanzi*. La invención, en el año 132, del primer aparato de detección de los temblores de tierra se basaba en la comprensión de este fenómeno físico. (Véase Anne Cheng. *Op. cit.*, pp. 283-284.)

2. Se les conoce como meridianos, traducción inexacta pues la idea de meridiano evoca una línea virtual y no tanto un recorrido o camino por donde transita el *qi*. El término de canal es más apropiado, pues evoca el movimiento del *qi*.

3. En medicina china se entiende por triple calentador *(san jiao)*, no tanto un órgano sino una relación funcional entre varios órganos (pulmones, bazo, estómago, riñones, intestino delgado y grueso y vejiga). El *qi* del triple calentador regula el agua de esos órganos. Según otra acepción, el triple calentador designa tres áreas del cuerpo asociadas a los tres *dan tian*: el calentador superior es la cabeza y el pecho, el calentador medio comprende el área por debajo del pecho hasta el ombligo y el calentador inferior se relaciona con la zona del vientre y el riñón.

4. En las lenguas europeas la noción de *dan tian* suele traducirse por cámara de cinabrio.

5. La preparación del cinabrio formaba parte de los procedimientos alquímicos destinados a crear el embrión del cuerpo inmortal. En los tiempos del emperador Wu de la dinastía Han (-140/187), un personaje llamado Li Shaojun habría fundido cinabrio y lo habría convertido en oro, asegurando la inmortalidad a aquel que hiciera uso de él. Si el cinabrio era uno de los ingredientes de base para obtener el oro alquímico, lo cierto es que era también considerado, junto con el oro, como el elixir de la inmortalidad. El cinabrio es un elemento clave de la alquimia exterior *(waidan)* y también de la alquimia interior *(neidan),* que sin utilizar sustancias exteriores buscaba realizar la obra

alquímica, es decir, la unificación del ser y el retorno a la Unidad primordial. Las operaciones de esa alquimia interior necesitan la intervención de los tres *qi* asociados a los tres *dan tian*: el *jing* (esencia), el *qi* (energía) y el *shen* (espíritu o esencia divina). Se trata de unificar esos diferentes *qi,* espejo de los *qi* celestes y terrestres, para abrazar la unidad del cosmos. «El cinabrio de oro está en tu cuerpo», decía Lingbao en el siglo v. (Véase Isabelle Robinet, *Histoire du taoïsme des origines au XIV siècle.* París: Les Éditions du Cerf, 1991.)

6. En el *Yunji qiqian.* (Véase Isabelle Robinet. *Lao Zi et le Tao.* París: Bayard, 1996, p.190.)

7. Véase Karlfried Graf Dürkheim. *Hara, Centre vital de l'homme.* París: Le Courrier du Livre, 1974. Esta obra contiene varias reproducciones de fotografías, pinturas y esculturas, occidentales y orientales, que ilustran la dilatación del *hara* o primer *dan tian.*

8. Sobre el tercer *dan tian,* véase Henri Maspero. *Le Taoïsme et les religions chinoises.* París: Gallimard, 1971, pp. 491-495.

9. Véase «El retorno a la Unidad primordial» del capítulo 4.

10. Nada tiene que ver con el *jing,* que designa los canales energéticos y los textos sagrados. Aunque se han transcrito a lengua latina con la misma palabra *jing,* corresponden a dos ideogramas diferentes.

11. Isabelle, Robinet. *Lao Zi et le Tao,* pág. 191.

12. Ibidem. pág. 40.

13. Meng Zi vivió en la época de los Reinos Combatientes, probablemente entre los años -380/-289. Fue contemporáneo de Zhuang Zi. Heredero de la filosofía de Confucio, desarrolló su pensamiento en una época en que los diferentes reinos se libraban a luchas sangrientas por el poder y en la que los ideales humanos se hallaban en declive. Su filosofía se funda en la bondad innata del hombre e indica un camino para desarrollar las virtudes humanas.

14. Mengzi. *Jin Xin* (VII,A,1).

15. Mengzi. *Gongsun chu* (II,A,6)

16. Véase «Cultivar el cuerpo y el espíritu» del capítulo 4.

4: EL *QI GONG,* UNA MEMORIA DEL *QI* INVISIBLE

1. En la escritura antigua, el *qi* se hallaba representado por tres trazos horizontales paralelos, que evocan una nube ligera, algo fluido, sutil y flotante en continuo movimiento. Ya en la época de la dinastía Shang (-1765/-1122) aparece grabado este ideograma en caparazones de tortuga.

2. Se trata de unas de las primeras frases del *Zhong Yong,* texto atribuido al nieto de Confucio, Zi Si, pero en el que probablemente participaron más autores (citado en Anne Cheng. *Op. cit.,* pág. 173).

3. Sobre la resonancia y la vibración, véase nota número 3 del capítulo 3.
4. Según los principios de la medicina china, cada órgano del cuerpo se asocia a una calidad, virtud o emoción específica (véase el capítulo 2 «Las cinco fases del Qi primordial»).
5. Atribuido a Zhuang Zi, se trata de un proverbio chino.
6. Anne Cheng. *Op. cit.*, pág. 162.
7. Kwong Lai Kuen. *Qi chinois et Anthropologie chrétienne*. París: L'Harmattan, 2000, pág. 48.
8. Anne Cheng. *Op. cit.*, pág. 164.
9. Citado en Kwon Lai Kuen. *Op. cit.,* pág. 52.
10. Sobre el despertar, véase «La escuela de Hui Neng» y «El Qi Gong bajo el reflejo del Chan» en el capítulo 1.
11. Heredera de la tradición de los *fang zhi* y cercana a la corriente alquimista de Ge Hong, la escuela de *shang jing*, (la alta pureza), desarrollada a finales del siglo IV, tuvo una gran influencia en el taoísmo. Fiel a los denominados taoístas individualistas, es la primera escuela sólidamente constituida. Los textos fundadores habrían sido revelados a Yan Xi entre los años 364 y 370. Las prácticas del *shang jing* se basaban en meditaciones visuales y tenían por objeto la inmortalidad. Pensaban que la causa de las enfermedades y la muerte provenía de doce "raíces mortales", una especie de nudos o nódulos que se hallan en el cuerpo del embrión, y que para lograr un cuerpo inmortal había que deshacerlos. Para crear el embrión de luz el iniciado debía revivir la propia gestación a fin de recibir los *qi* de los Nueve Cielos Primordiales. El adepto «debía revivir su vida embrionaria siguiendo el modelo cósmico. Revivir el desarrollo de ese embrión [...] invocando al Padre original celeste y a la Madre misteriosa terrestre, haciendo descender en su cuerpo los Reyes de los Nueve Cielos que, uno a uno, refinan y transmutan cada uno de sus órganos. Se crea así un cuerpo inmortal de oro y jade». Al igual que el embrión del niño se teje mediante la acción de los *qi* cósmicos durante un período de nueve meses, el embrión de luz se constituía durante nueve meses recibiendo cada mes uno de los *qi* de los Nueve Cielos Primordiales que simbolizan el infinito (véase Isabelle Robinet. *Histoire du Taoïsme*. pág. 138. Y también de la misma autora *La Révélation du Shangqing dans l'histoire du taoïsme*. París: École française d'Extrême-Orient, 1984).
12. Véase su descripción en el apartado «Movimientos, gestos y *mudras*».
13. Véase capítulo 1: «Bodhidharma y los ejercicios de Qi Gong».
14. IsabelleRobinet. *Lao Zi et le Tao*. pág. 107.
15. *Ibídem*. cap. XL
16. Citado en Isabelle Robinet. *Lao Zi et le Tao*, pág. 107.
17. *Dao De Jing*, cap. X. (Traducción de la versión inédita francesa realizada por Wu Santaro a partir del texto chino original. Esta versión incluye explícita-

mente una dimensión corporal que suele estar ausente en la mayoría de traducciones existentes.)

18. El Principio del Trazo Único es una de las reglas tradicionales del arte chino, especialmente de la caligrafía y la pintura. El Trazo Único simboliza la Unidad cósmica primordial. Así como de ésta han surgido los diez mil seres, de la unión entre el pincel y la tinta –unión del *Yin* y el *Yang*– se derivan las múltiples transformaciones y la variedad de trazos pictóricos. Shih-t'ao, téorico del arte chino y pintor célebre de mediados del siglo XVII, lo describe así: «El Único Trazo de Pincel es el origen de todas las cosas, es la raíz de todos los fenómenos [...]. El Único Trazo de Pincel lo abraza todo, hasta la lejanía más inaccesible, y de diez mil millones de pinceladas no hay una cuyo comienzo y cuyo fin no resida en ese Único trazo cuya maestría incumbe al hombre» (François Cheng. *Op.cit.*, pág. 131).

19. Isabelle, Robinet. *Op. cit.*, pág. 104.

20. *Zhuang Zi*, cap. XXII.

21. *Dao De Jing*, cap. LXIV (según la versión inédita hecha por Kar Fung Wu Santaro del texto chino). Usualmente se ha traducido como: «Un viaje de mil leguas o mil kilómetros empieza por dar el primer paso». Richard Wilhem lo tradujo como: «Un viaje de mil leguas empieza bajo tus pies», lo que se acerca más al sentido original. En el texto chino hallamos el ideograma *zhu*: que significa el pie o la planta del pie, y el ideograma *xia*, que significa "hacia abajo". Las dos ideas asociadas nos indican un pie que es atraído por la fuerza de la gravedad. *Zhu xia* sería "posar, apoyar o plantar el pie". En resumen, Lao Zi nos dice que todo viaje, toda transformación, comienza por sentir el *qi* bajo los pies, por vincularse al *qi* de la tierra. La traducción que damos está en consonancia con aquella corriente que interpreta el *Dao De Jing* desde el punto de vista de determinadas técnicas corporales y de alquimia interna, y difiere de otras traducciones que le han dado un sentido estrictamente filosófico. Sobre la interpretación del *Dao De Jing*, véase el apartado «El pensamiento y la práctica taoístas» en el capítulo 1.

22. Según la traducción de Kar Fung Wu Santaro del texto original chino.

23. *Dao De Jing*, cap. LXIV.

24. Se trata de dos puntos importantes de acupuntura. El *xue hai* corresponde al décimo punto del canal energético del bazo y el *qi hai* al sexto punto del canal concepción.

25. Véase «Los tres *dan tian*, llamados campos de cinabrio» en el capítulo 3.

26. *Zhuang Zi*, cap. XXVI.

27. Citado en Kwong Lai Kuen. *Qi chinois et Anthropologie chrétienne*. París: L'Harmattan, 2000, pág. 68. (El *Huainanzi* es la obra más representativa del comienzo de la dinastía Han [siglo -II]. Sintetiza el pensamiento antiguo desde una perspectiva taoísta.)

28. Según un principio de Qi Gong, «ahí donde va el *qi*, va la sangre». Por lo tanto, cuando se utiliza la mente para conducir la energía hacia una zona determinada, se estimula también el riego sanguíneo en esa zona.

29. Los dos canales principales, el Vaso Concepción y el Vaso Gobernador, se unen en la lengua y el perineo. El *qi* asciende por el Vaso Gobernador, desde el perineo hasta la fontanela. Pasa por el paladar y vuelve a descender por el Vaso Concepción hasta el perineo.

30. Al hígado *(gan)* se le asocia el *(hun)* la esencia sutil del espíritu *(shen)*. Llamado metafóricamente "el general del ejército", entre sus numerosas funciones está la de mover el *qi* y la sangre por todo el cuerpo, controlar la secreción biliar y armonizar las emociones.

31. Este espacio corresponde al punto del *Tai Chong F3* en acupuntura (véase más arriba «Eje oblicuo»).

5: PRACTICANDO *QI GONG*

1. Véase el apartado «Arqueología y orígenes míticos» del capítulo 1.

2. La cometa se asocia al diafragma, que los chinos denominan "la cometa azul". Véase el apartado «La amplificación del *qi* del diafragma» del capítulo 4.

3. Sobre el talón, véase el apartado «El equilibrio bípedo y la construcción del eje central» del capítulo 4.

4. Citado en François Cheng. *Vide et plein. Le langage pictural chinois*. París: Éd. du Seuil, 1991, pp. 86-87.

5. Citado en Anne Cheng. *Op.cit.*, pág. 413.

6. Anne Cheng. *Op.cit.*, pág. 414.

7. Se han realizado numerosas investigaciones científicas sobre la emisión de energía por parte de médicos o maestros de Qi Gong y sus efectos terapéuticos en distintas enfermedades. Para dar un ejemplo, la Universidad de Harvard en Estados Unidos y el Hospital Marmottan en Francia han realizado experimentos con el doctor Liu Dong, de la Facultad de la Medicina de Pekín, con resultados positivos (véase Liu Dong. *ABC du Qi Gong*. París: Ed. Jacques Grancher, 1995).

6: LA CURACIÓN MEDIANTE EL *QI GONG*

1. Ge Hong. *Baopuzi*, cap. V (citado en Isabelle Robinet. *Méditation taoïste*. París: Ed. Dervy-Livres, 1979, pág. 129).

2. Kwong Lai Kuen. *Op. Cit.*, pág. 64

3. Hay una estrecha relación entre corazón *(xin)* y espíritu *(shen)*. Aunque el espíritu tiene su sede en el tercer *dan tian*, depende del corazón, que lo gobierna. Según el *Clásico de medicina interna del Emperador Amarillo*, el corazón cumple en el cuerpo la función de emperador; la claridad y las órdenes vienen de él.

4. Citado en Kwong Lai Kuen. *Ibídem*, pág. 66.

5. Guan Zi. *Nei Ye*, cap. 49 (citado en Kwong Lai Kuen. *Qi chinois et Anthropologie chrétienne*. París: L'Harmattan, 2000, pág. 64).

6. Los efectos catárticos del Qi Gong son bien conocidos, véase nota 18, capítulo1.

7. Considerado como "la perla de las perlas" de la tradición budista, este *sutra* forma parte de los seiscientos pergaminos que componen los *Maha Prajnâ Pâramitâ Sûtra*, fundamento de la tradición y la medicina budista. Fue traducido al chino bajo la dinastía de los Tang por un equipo de tres mil lingüistas que trabajaban en la corte imperial bajo la dirección del *dharmacarya* Xúan Zhuang (602/664), quien estudió dieciocho años en el Templo de Nalanda, en la India. Los chinos lo conocen como *Xin Jing* (*jing* significa "texto" y *xin* designa comúnmente el corazón pero también el "corazón de la sabiduría innata", la Gran Vacuidad como la llaman los budistas).

8. Segundo párrafo del *Prajnâ Pâramitâ Sûtra*, el *Sutra del corazón*, según la traducción del sánscrito hecha por Edward Conze.

9. Según un principio de la medicina china, ahí donde va el *qi*, va la sangre. Aunque circulan por conductos distintos, hay una relación estrecha entre ambos. El *qi* dirige a la sangre y la sangre nutre al *qi*. Si se produce un desequilibrio entre el *qi* y la sangre pueden ocasionarse vértigos, afecciones oculares e incluso problemas cardiovasculares.

10. La percepción del color de la energía, *qi seh*, forma parte del arte médico. El médico tradicional chino percibe si el color es pálido o intenso y ello es un signo que ayuda a establecer el diagnóstico.

7: HACIA UN NUEVO CUERPO

1. Estos testimonios han sido recogidos en el marco de una investigación sobre el Qi Gong. Esta investigación ha sido objeto de una tesis doctoral de antropología social, presentada en la Universidad de Barcelona en el año 2000 y titulada *Souffle, cuerpo e imagen: interculturalidad y práctica del Qi Gong en un jardín de París*. Las entrevistas se hicieron entre un grupo de doscientas personas que practicaban Qi Gong en el jardín parisino René Legall una media de seis a ocho horas semanales. La mayoría se hallaban implicadas en un proceso de curación.

2. Se refiere a la Segunda Guerra Mundial.

3. Utiliza la expresión coloquial «limpieza» o «limpiar el organismo» para referirse a la acción curativa del Qi Gong.

4. En la planta del pie hay una de las puertas de energía, la llamada «Manantial de burbujas».

5. Se refiere al canal central de *qi* que recorre la columna desde el cóccix a la fontanela.

8: EL *QI GONG*, UN ARTE DE VIVIR

1. Véase el apartado «La escuela de Hui-Neng» del capítulo 1.
2. El *Sutra del Loto,* en sánscrito el *Saddharma Pundarîka Sûtra* y en chino el *Fa Hua Jing,* contiene algunas de las enseñanzas de Buda. Los seiscientos rollos que contienen el conjunto de esas enseñanzas se denominan *Maha Prajnâ Pâramitâ Sûtra.*
3. *Dao De Jing,* cap. XXXVII. Según la traducción francesa de Kar Fung Wu Santaro.
4. *Zhuang Zi,* cap. XIX o *Lie Zi,* Libro Segundo, cap. IX.
5. *Lao Zi,* cap. LXXVI.
6. *Lao Zi,* cap. II.
7. *Lao Zi,* cap. XIII.
8. *Zhuang Zi,* cap. XVII.
9. *Zhuang Zi,* cap. XII.
10. *Zhuang Zi,* cap. IV.
11. Conocido especialista del budismo, John Blofeld nació en Londres en 1913 y vivió en China y Tibet una parte de su vida.
12. Véase John Blofeld,. «Mes premiers Tao-Shihs», en A. Kielce, *Le sens du Tao.* Saint Amand-Montrond (Cher): Ed. Le Mail, 1991, pág. 178.
13. El *Hînayâna* se extendió por Ceilán, Birmania, Camboya y Laos mientras que el *Mahâyânismo* se extendió por Japón, Corea, Vietnam y el Tibet.

BIBLIOGRAFÍA

AL HUANG, Chungliang. *Embrace tiger, Return to mountain, The essence of T'ai Chi*. Utah: Real People Press, 1973. [Versión en castellano: *La esencia del Tai Chi*. Málaga: Ed. Sirio, 1978.]

—. *Tao, the Watercourse Way*. Nueva York: Pantheon Books, 1975.

ADDISS, Stephen. *L'art zen*. París: Bordas, 1992.

BAYLE DE JESSÉ, Bruno. *Houa-t'eou. Initiation aux Bouddhismes Tch'an et T'ien-T'aï*. París: Éditions de la Maisnie, 1985.

BLOFELD, John. «Mes premiers Tao-Shihs», en A. Kielce, *Le sens du Tao*. Saint Amand-Montrond (Cher): Ed. Le Mail, 1991, p. 178.

CALPE RUFAT, Isabel. «Lecturas de lo visible y lo invisible: una filmación sobre un arte corporal de origen chino en un jardín de París», en Lluís Calvo Calvo (ed.), *Revista de Dialectología y Tradiciones Populares, Perspectivas en Antropología Visual*, Tomo LIII, Cuaderno Segundo. Madrid: C.S.I.C., 1998, pp. 251-263.

CHAVANNES, Édouard. *Les mémoires historiques de Se-ma Ts'ien*. París: Ernest Leroux, 1895-1905, 5 vol.

CHENG, Man Ching. *Los trece capítulos de Tai Chi Chüan del maestro Cheng. El arte de la armonía*. Guadalajara: Ed. Tao, 2001.

CHENG, Anne. *Histoire de la Pensée Chinoise*. París: Seuil, 1997.

CHENG, François. *Vide et plein. Le langage pictural chinois*. París: Seuil, 1991.

CHUEN, Lam Kam. *Qi Gong. Voie de Guérison, de Dynamisme et de Santé*. París: Le Courrier du Livre, 1999.

COUVREUR, Séraphin. «L'invariable Milieu» en *Les Quatre Livres*. París: Cathasia, 1949.

DAMISH, Hubert. «L'hiéroglyphe du souffle», en *Théorie du Nuage. Pour une histoire de la peinture*. París: Seuil, 1972, pp. 277-311.

DEMIÉVILLE, Paul. «Le Miroir spirituel», en *Choix d'études bouddhiques (1929-1970)*. Leiden: E.J. Brill, 1973, pp. 131-156.

DESHIMARU, Taisen. *Zen et vie quotidienne. La pratique de la concentration*. París: Albin Michel, 1985.

DESPEUX, Catherine. *Santé et longue vie dans la Chine traditionnelle*. Tesis doctoral dirigida por León Vandermeersch, del Département de Langues et civilisations d'Asie Orientale de la Universidad de París VII, 1989.

—. *Taiqi Quan art martial, technique de longue vie, technique de combat*. París: Collège de France, Institut des Hautes Études Chinoises, 1975. [Versión en castellano: *Taiqi Quan, arte marcial, arte de larga vida*. Barcelona: Ed. Ibis, 1993.]

DÜRCKHEIM, Karlfried Graf. *Hara, Centre vital de l'homme*. París: Le Courrier du Livre, 1974.

DUMOULIN, Heinrich. *Zen bouddhism in the 20th century*. Nueva York y Tokyo: Weatherhill, 1992.

—. *A History of Zen Buddhism*. Londres: Faber and Faber, 1963.

FARQUHAR, Judith. *Knowing Practice. The Clinical Encounter of Chinese Medicine*. Boulder: Westview Press, 1994.

FDEZ DE CASTRO, Ángel. *Tai-chi chüan. El cerebro abdominal*. Madrid: Ed. Tao, 2000.

FUNG, Yu-Lan. *A History of Chinese Philosophy*. Trad. del chino al inglés por Derk Bodde. Princeton University Press, 2 vol., 1952-1953.

GRANET, Marcel. *La Pensée chinoise*. París: La Renaissance du Livre, 1934 (reeditado por Albin Michel, 1968).

GRAHAM, Angus C. *Disputers of the Tao. Philosophical argument in Ancient China*. La Salle (Illinois): Open Court, 1989.

HUI-NENG. *Le Sutra de la Plate-forme (Tanjing)*, trad. por Catherine Toulsaly. París: Librairie You Feng, 1991.

JUNG, Carl Gustav. *Commentaire sur le Mystère de la Fleur d'Or*. París: Albin Michel,1994.

KALTENMARK, Max. *Lao Tseu et le taoïsme*. París: Éd. du Seuil, 1965.

KAPTCHUK, Ted J. *Medicina China. Una trama sin tejedor*. Barcelona: Los Libros de la Liebre de Marzo, 1995.

KLEINMAN, Arthur y cols. *Medicine in Chinese Cultures: Comparative Studies of Health Care in Chinese and Other Societies*. Washington, D.C.: John E. Fogarty International Center, U.S. Dept. de HEW, NIH, 1975.

LAI KUEN, Kwong. *Qi chinois et Anthropologie chrétienne*. París: L'Harmattan, 2000.

LAO ZI (O LAO TSÉ):

—. DUYVENDAK, J.J.L. *Tao Tö King. Le Livre de la Voie et de la Vertu*. París: A. Maisonneuve, 1953.

—. HENRICKS, Robert G. *Lao-tzu, Te-Tao Ching: A new translation based on the recently discovered Ma-wang-tui texts*. Nueva York: Ballantine Books, 1989.

—. HOUANG, François y LEYRIS, Pierre. *La Voie et sa Vertu, Tao-te-King*. París: Éd. du Seuil, 1949.

—. PERROT, Étienne (trad.). *Tao Te King*. Orsa: Medicis-Entrelacs, 1974 (a partir de la versión alemana de Richard Wilhelm).

—. WALEY, Arthur. *The Way and its Power: a study of the Tao Te Ching and its place in chinese thought*. Londres: Allen & Unwin, 1934.

LESLIE, Charles (ed.). *Asian Medical Systems. A Comparative Study*. Berkeley: 1976.

LIN, Yu-t'ang. *The Chinese Theory of Art*. Londres: William Heinemann, 1967.

LIU DONG. *Qi Gong. La Vía del Sosiego*. Barcelona: Ed. Kairós, 2000.

LOWENTHAL, Wolfe. *There are no secrets. Professor Cheng Man-ch'ing and his Tai-chi chüan*. Berkeley (California): North Atlantic Books, 1991. [Versión en castellano: *No hay secretos. El profesor Cheng Man-ch'ing y su Tai-chi chüan*. Madrid: Ed. Tao, 2000.]

MASPERO, Henri. *Le Taoïsme et les religions chinoises*. París: Gallimard, 1971.

—. «Les procédés de "nourrir le principe vital" dans la religion taoïste ancienne», en Henri Maspero, Op. cit., pp. 479 - 580.

MERLEAU-PONTY, Maurice. *Phénoménologie de la perception*. París: Gallimard, 1945.

NEEDHAM, Joseph. *Science and Civilisation in China*. Cambridge: Cambridge University Press, 1954.

—. *The Grand Titration: Science and Society in East and West*. Londres: Allen & Unwin, 1969.

OTS, Thomas. «The silenced body-the expressive Leib: on the dialectic of mind and life in Chinese cathartic healing», en Thomas Csordas (ed.), *Embodiment and experience: the existential ground of culture and self*. Cambridge: Cambridge University Press, 1994, pp. 116-137.

REID, Daniel. *El Libro del Chi Kung*. Barcelona: Ed. Urano, 1998.

ROBINET, Isabelle. *Histoire du taoïsme des origines au XIV siècle*. París: Les Éditions du Cerf, 1991.

—. *Lao Zi et le Tao*. París: Bayard, 1996.

SEBASTE, Beppe. «Kar Fung Wu Santaro insegnante di Qi Gong e di Tai Chi, custode della memoria e formatrice di uomini», en *Porte senza porta. Incontri con maestri contemporanei*. Milán: Giangiacomo Feltrinelli, 1997.

SCHIPPER, Kristoffer. *Le corps taoïste: corps physique, corps social*. París: Fayard, 1982.

SHENG ZHU, Mian, ANGLES, Michel y Siavoch, DARAKCHAN. *Souffle et énergie. Le Qi Gong*. Rodez: Éd. du Rouergue, 1994.

SILBURN, Lilian (ed). *Le Tch'an (Zen). Racines et floraisons*. París: Éd. des Deux Océans, 1985.

SHITAO. *Les propos sur la peinture du moine Citrouille-amère*. París: Hermann, 1984.

SIVIN, Nathan. *Traditional Medicine in Contemporary China*. Ann Arbor: Center for Chinese Studies, The University of Michigan, 1987.

STRATHERN, Andrew J. *Body Thoughts*. Michigan: The University of Michigan Press, 1996.

SUZUKI, D.T. *Essays in Zen buddhism*. NY: Grove Weidenfeld, 1961.

—. *The Zen doctrine of no-mind: The significance of the Sûtra of Hui-Neng*. York Beach: S. Weiser, 1993.

THICH, Nhat Hanh. *Transformation et guérison. Le Sûtra des Quatre établissements de l'attention*. París: Albin Michel, 1997.

TCHUANG TSÉ: (véase ZHUANG ZI)

TRAWICK, Margaret. «Writing the body and ruling the land: Western reflections on Chinese and Indian medicine», en Don Bates (ed.), *Knowledge and the Scholarly Medical traditions*. Cambridge: CUP, 1995, pp. 279-296.

UNSCHULD, Paul. *Medicine in China. A History of Ideas*. Berkeley: University of California Press, 1985.

YANG, Jwing-Ming. *Chi Kung, pratique martiale et santé*. París: Budostore y Guy Trédaniel, 1990.

—. *The Root of Chinese Chi Kung*. Jamaica Plains (Massachusetts): Yang's Martial Arts Association, 1989. [*Racines du Chi Kung chinois. Les secrets de l'entraînement du Chi Kung*. París: Budostore, 1995.] [Versión en castellano: *La raíz del Chi Kung chino*. Villaviciosa de Odón: Mirach, 1995.]

—. *Muscle/Tendon Changing and Marrow/Brain Cleansing Chi Kung*. Jamaica Plains (Massachusetts): Yang's Martial Arts Association, 1989 [Versión en castellano: *ChiKung del cambio músculo-tendón y lavado médula-cerebro: el secreto de la juventud*. Villaviciosa de Odón: Mirach, 1995.]

YI JING. *El libro de las Mutaciones*:

—. BLOFELD, John. *I Ching: The Book of Change*. Londres: Unwin, 1976. [Versión en castellano: *I Ching, el Libro del cambio*. Madrid: Edaf, 1982.]

—. DE HARLEZ, Charles (trad.). *Yi King, Le livre des mutations*, introducción y notas por Raymond de Becker. París: Éditions Denoël, 1959 (1.ª ed. 1889).

—. PERROT, Étienne (trad.). *Yi King, Le livre des transformations*. Orsay: Librairie de Médicis, 1973 (traducción de la versión alemana hecha por Richard WILHELM, *I Ging, Das Buch der Wandlungen*. Iéna: Diedericks, 1924).

—. PHILASTRE, Paul-Louis-Félix (trad.). *Le Yi King. Le livre des changements*, introducción de François Jullien. París: Zulma, 1992 (1.ª ed. 1885-1893).

ZHUANG ZI (o TCHUANG TSÉ):

—. GONZÁLEZ ESPAÑA, Pilar y PASTOR-FERRER, Jean-Claude. *Los capítulos interiores de Zhuang Zi*. Madrid: Trotta y Unesco, 1998.

—. GRAHAM, Angus C. *Chuang-tzu, The Seven Inner Chapters and Other Writings from the Book Chuang-tzu*. Londres: Allen & Unwin, 1981.

—. WATSON, Burton. *The complete works of Chuang Tzu*. Nueva York: Columbia University Press, 1968.

—. ZIMMERMANN, Francis. *Généalogie des médecines douces, de l'Inde à l'Occident*. París: PUF, 1995.

ÍNDICE DE ILUSTRACIONES*

---

* Hemos intentado identificar y contactar correctamente con cada uno de los propietarios de los derechos de autor. Lamentamos cualquier posible omisión o error, y nos comprometemos a rectificar los que nos señalen tan pronto como sea posible.